DIFERENCIANDO A LOMBALGIA
MEDICINA TRADICIONAL CHINESA E MEDICINA OCIDENTAL

Editora Appris Ltda.
1.ª Edição - Copyright© 2024 dos autores
Direitos de Edição Reservados à Editora Appris Ltda.

Nenhuma parte desta obra poderá ser utilizada indevidamente, sem estar de acordo com a Lei nº 9.610/98. Se incorreções forem encontradas, serão de exclusiva responsabilidade de seus organizadores. Foi realizado o Depósito Legal na Fundação Biblioteca Nacional, de acordo com as Leis nᵒˢ 10.994, de 14/12/2004, e 12.192, de 14/01/2010.

Catalogação na Fonte
Elaborado por: Josefina A. S. Guedes
Bibliotecária CRB 9/870

S586d 2024	Silva, Daniel Gomes da
	    Diferenciando a lombalgia: medicina tradicional chinesa e medicina ocidental / Daniel Gomes da Silva. – 1. ed. – Curitiba: Appris, 2024.
	    105 p. ; 21 cm. – (Multidisciplinaridade em saúde e humanidades).
	
	    Inclui referências.
	    ISBN 978-65-250-5614-2
	
	    1. Lombalgia. 2. Acupuntura. 3. Fisioterapia. I. Título. II. Série.
	
	CDD – 617.564

Livro de acordo com a normalização técnica da ABNT

Appris
editora

Editora e Livraria Appris Ltda.
Av. Manoel Ribas, 2265 – Mercês
Curitiba/PR – CEP: 80810-002
Tel. (41) 3156 - 4731
www.editoraappris.com.br

Printed in Brazil
Impresso no Brasil

Daniel Gomes da Silva

DIFERENCIANDO A LOMBALGIA
MEDICINA TRADICIONAL CHINESA E MEDICINA OCIDENTAL

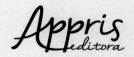

FICHA TÉCNICA

EDITORIAL	Augusto Coelho
	Sara C. de Andrade Coelho
COMITÊ EDITORIAL	Marli Caetano
	Andréa Barbosa Gouveia - UFPR
	Edmeire C. Pereira - UFPR
	Iraneide da Silva - UFC
	Jacques de Lima Ferreira - UP
SUPERVISOR DA PRODUÇÃO	Renata Cristina Lopes Miccelli
PRODUÇÃO EDITORIAL	Sabrina Costa
REVISÃO	Isabela do Vale
DIAGRAMAÇÃO	Andrezza Libel
CAPA	Lívia Costa

COMITÊ CIENTÍFICO DA COLEÇÃO MULTIDISCIPLINARIDADES EM SAÚDE E HUMANIDADES

DIREÇÃO CIENTÍFICA	Dr.ª Márcia Gonçalves (Unitau)
CONSULTORES	Lilian Dias Bernardo (IFRJ)
	Taiuani Marquine Raymundo (UFPR)
	Tatiana Barcelos Pontes (UNB)
	Janaína Doria Líbano Soares (IFRJ)
	Rubens Reimao (USP)
	Edson Marques (Unioeste)
	Maria Cristina Marcucci Ribeiro (Unian-SP)
	Maria Helena Zamora (PUC-Rio)
	Aidecivaldo Fernandes de Jesus (FEPI)
	Zaida Aurora Geraldes (Famerp)

*A minha família e amigos, em especial minha irmã
Gabriela e minha mãe, Leila.*

AGRADECIMENTOS

Agradeço ao professor Vladmir Lopes por acreditar neste projeto desde a graduação.

Ao amigo e professor João Marcos Braga, por ter tido uma imensa contribuição na minha formação.

À minha irmã, Gabriela, que em todos os momentos esteve ao meu lado, me apoiando nessa evolução acadêmica.

Aos colegas do doutorado pelas belas trocas de experiências.

À minha mãe, Leila, que sempre lutou para proporcionar a melhor criação para nós.

Aquele que deslocou a montanha é o que começou a remover as pequenas pedras.

(provérbio chines – autor desconhecido)

APRESENTAÇÃO

Uma patologia que se tornou muito comum e que faz parte do dia a dia das pessoas, a lombalgia traz uma incapacidade funcional que limita o paciente de fazer suas atividades diárias e impacta no âmbito social e emocional. Economicamente, é uma das patologias que mais geram prejuízo tanto para as empresas quanto para o governo, pois são muitos trabalhadores que necessitam de afastamento por conta dela. A proposta deste livro é mostrar uma técnica da Medicina Tradicional Chinesa e uma da medicina ocidental que são capazes de ajudar a reduzir esse quadro patológico. A acupuntura, por meio da técnica de Canal Tendino Muscular, atua com o objetivo de melhorar a nutrição de Qi (energia) e Xue (sangue) entre o sistema nervoso central e as estruturas musculoesqueléticas. O desequilíbrio ou o bloqueio dessas energias podem levar a problemas musculares, ligamentares e articulares, causando dores e limitações, por isso a aplicação dessa técnica pode ajudar muito na recuperação da lombalgia. A outra técnica abordada neste livro é o exercício de Willians, que melhora a amplitude de movimento e fortalece a musculatura que envolve a região lombar. A flexibilidade pode ajudar na prevenção de distúrbios musculoesqueléticos, como entorses, distensões musculares e lesões articulares. Músculos flexíveis têm uma maior capacidade de absorver impacto e resistir a forças de torção, reduzindo o risco de lesões durante atividades físicas e cotidianas.

PREFÁCIO

A lombalgia é uma condição que afeta milhões de pessoas em todo o mundo, sendo tão comum que as estatísticas mostram que a maioria de nós, em algum momento da vida, será afetada por ela. Ela é uma entidade clínica complexa, de origem multifatorial, podendo resultar de diversos fatores etiológicos, o que torna difícil identificar a sua causa exata. É fundamental, portanto, reconhecer que a abordagem à lombalgia deve ser multifacetada, levando em consideração os aspectos físicos, biomecânicos, neurofisiológicos e psicossociais.

Um ponto crucial a ser compreendido é que a lombalgia crônica não é uma patologia em si, mas sim um sintoma doloroso que pode resultar de diversos mecanismos etiológicos. A causa exata da dor muitas vezes é difícil de determinar, pois a coluna lombar é suscetível a vários estressores e desafios.

A lombalgia pode se manifestar de forma aguda ou crônica, muitas vezes sendo incapacitante, gerando impactos sociais, econômicos e emocionais. Em um mundo onde a abordagem convencional da medicina ocidental foca em promover alívio por meio de medicamentos, em muitas situações, observa-se um resultado paliativo, seguido de recidivas constantes. Nesse contexto, surgem outras estratégias de tratamento que se mostram eficazes, podendo prolongar os efeitos terapêuticos, bem como trazer uma maior resolutividade para esse quadro.

Nesta obra, o autor busca realizar uma análise mais abrangente da literatura científica e aprofundada dos quadros de lombalgia e, assim, empoderar aqueles que padecem dessa dor a buscar o tratamento adequado e encontrar alívio, bem como os profissionais de saúde, para que possam compreender melhor os mecanismos subjacentes e outras abordagens de tratamento. Para isso, ele aborda as múltiplas dimensões patogênicas da lombalgia, explorando fatores físicos, biomecânicos e neurofisiológicos, que podem desempenhar um papel crucial no seu entendimento. Ainda aprofunda em duas abordagens complementares de tratamento, incluindo a acupuntura com a técnica de Canal Tendino Muscular e as Manobras de Williams.

Portanto, ao ler este livro, você, leitor, poderá se aprofundar na patogênese da lombalgia, explorando fatores físicos, biomecânicos e neurofisiológicos que desempenham um papel crucial na compreensão dessa condição. Conhecerá, também, os fatores psicossociais que podem influenciar a experiência da dor lombar e sua resposta ao tratamento.

Além disso, irá mergulhar nas raízes da Medicina Tradicional Chinesa (MTC), que oferece uma abordagem mais holística da lombalgia. Será apresentado aos métodos diagnósticos utilizados na prática clínica da MTC e à prática da acupuntura, conhecendo os seus princípios terapêuticos, os pontos de acupuntura associados à lombalgia e as estratégias de tratamento que a MTC oferece. Dentro dessa abordagem, o autor destaca a técnica de canal tendino muscular, considerada uma das principais técnicas da acupuntura para o tratamento da dor musculoesquelética. Outra técnica em destaque na obra são os exercícios Williams, uma abordagem cujo objetivo é melhorar a flexibilidade, fortalecer a musculatura das regiões glútea e abdominal, reduzir a dor lombar e promover a saúde da coluna. Você descobrirá como essa técnica age por meio de mecanismos biomecânicos e neurofisiológicos, oferecendo alívio e melhoria da qualidade de vida.

Portanto, este livro fornecerá conhecimento sobre muitos aspectos da lombalgia e sobre duas abordagens terapêuticas que podem contribuir para trazer alívio e esperança para aqueles que sofrem dessa condição.

Professor doutor Gustavo Leite Camargos
Faculdade de Medicina
Centro Universitário Governador Ozanan Coelho

SUMÁRIO

1

LOMBALGIA CRÔNICA...17
1.1 Características...17
1.2 Definição...19
1.3 Lombalgia específica e inespecífica...20
1.4 Tipos de dor e a Lombalgia Crônica...25
1.5 Diagnóstico...27
1.6 Patogênese...28
 1.6.1 Fatores físicos, biomecânicos e neurofisiológicos...29
 1.6.2 Fatores psicossociais...32

2

A MEDICINA TRADICIONAL CHINESA E ACUPUNTURA...33
2.1 Os pilares da Medicina Tradicional Chinesa...34
2.2 Diagnóstico diferenciado pela Medicina Tradicional Chinesa...36
2.3 Acupuntura...42
 2.3.1 Acupuntura na visão ocidental...44
 2.3.2 Filosofia da acupuntura...49
 2.3.3 Meridianos...50
  2.2.3.1 O meridiano da Bexiga e sua influência na lombar...53
 2.3.4 Os pontos de acupuntura...56
2.4 Acupuntura e Lombalgia Crônica...59
 2.4.1 Estagnação do Qi do fígado causando dor lombar...60
 2.4.2 Estratégias naturais de dor lombar...61
 2.4.3 Estratégias de Cura da Dor Lombar na Medicina Chinesa...62
 2.4.4 Estimulando o fluxo livre de sangue e Qi...62
 2.4.5 Acupuntura para dor lombar...63
 2.4.6 Técnica Tendino Muscular...66

3
MANOBRA DE WILLIAMS 73
3.1 A Flexibilidade, Alongamento e Dor Lombar 73
3.2 O Método de Williams 80

REFERÊNCIAS 87

1

LOMBALGIA CRÔNICA

1.1 Características

A lombalgia é uma condição bastante comum e sua prevalência ao longo da vida varia em diferentes populações e estudos. A lombalgia é uma condição comum que afeta a região lombar da coluna vertebral e pode causar dor e desconforto significativos. De fato, estudos e estimativas sugerem que a maioria das pessoas experimentará pelo menos um episódio de lombalgia durante sua vida. De acordo com as estimativas mencionadas, a prevalência de lombalgia ao longo da vida é superior a 70% nos países industrializados. Isso significa que mais de 70% das pessoas nesses países podem ter um episódio de lombalgia em algum momento de suas vidas. Além disso, a prevalência anual de lombalgia é estimada entre 15% e 45%. Isso indica que, em um determinado ano, entre 15% e 45% da população em países industrializados podem vivenciar lombalgia. Essas estatísticas ressaltam a importância da lombalgia como um problema de saúde significativo e destacam a necessidade de medidas preventivas e de tratamento adequado para ajudar as pessoas que sofrem com essa condição. No entanto, é importante lembrar que as estimativas podem variar em diferentes estudos e populações, e o cuidado individualizado é essencial para o tratamento da lombalgia Parte superior do formulário (Kaplan, Wirtz, Mantel-Teeuwisse, Stolk, Duthey, & Laing, 2013), portanto, a maioria dos indivíduos experimentará lombalgia em algum momento de sua vida.

A lombalgia continua sendo um desafio significativo em termos socioeconômicos e de saúde em todo o mundo. Embora as estimativas indiquem uma alta prevalência da condição, há um amplo potencial para melhorar tanto o diagnóstico quanto o tratamento da lombalgia. No aspecto diagnóstico, é importante buscar formas de melhorar a precisão e a objetividade das avaliações. Isso pode incluir o desenvolvimento de novas tecnologias de imagem, como ressonância magnética avançada ou técnicas de imagem funcional, que possam fornecer informações mais detalhadas sobre a estrutura e a função da coluna lombar. Além disso, o aprimoramento das ferramentas de avaliação clínica e a incorporação de critérios mais específicos podem ajudar a identificar a causa subjacente da lombalgia com maior precisão. No que diz respeito ao tratamento, reconhecer a natureza multifatorial da lombalgia é crucial. Pesquisas futuras devem se concentrar no desenvolvimento de algoritmos de tratamento que considerem os fatores biológicos, psicológicos e sociais únicos de cada indivíduo. Isso pode envolver a combinação de abordagens farmacológicas, terapias físicas, tratamentos psicológicos, como terapia cognitivo-comportamental, e intervenções sociais, como ajustes no ambiente de trabalho e programas de reabilitação. Além disso, a promoção de estilos de vida saudáveis, o fortalecimento da musculatura de suporte da coluna, o manejo do estresse e a educação do paciente são aspectos importantes que devem ser abordados nos esforços de pesquisa e tratamento da lombalgia. Ao abordar a lombalgia de forma abrangente e holística, considerando os diferentes aspectos envolvidos na condição, pode-se melhorar significativamente a qualidade de vida das pessoas afetadas e reduzir o impacto socioeconômico da lombalgia (Knezevic, Candido, Vlaeyen, Zundert, & Cohen, 2021).

A lombalgia é uma das principais causas de incapacidade e perda de produtividade em todo o mundo. Ela pode afetar pessoas de todas as faixas etárias, embora seja mais comum em adultos jovens e de meia-idade. Existem vários fatores que podem contribuir para o desenvolvimento da lombalgia. Alguns desses fatores incluem: Estilo de vida sedentário – a falta de atividade física regular e um estilo de vida sedentário podem enfraquecer os músculos das costas e aumentar o risco de desenvolver lombalgia; Má postura – manter uma postura inadequada ao sentar, ficar em pé ou levantar objetos pesados pode colocar pressão excessiva na coluna vertebral e nos músculos das costas, levando à dor lombar; Obesidade – o excesso de peso coloca uma carga adicional na coluna vertebral e nos músculos das costas, aumentando a probabilidade de desenvolver lombalgia; Tabagismo – o tabagismo está associado a problemas de circulação sanguínea e redução do fluxo de nutrientes para os discos intervertebrais, o que pode levar ao desgaste prematuro da coluna vertebral e aumentar o risco de dor lombar; Fatores genéticos – algumas condições genéticas podem tornar os indivíduos mais suscetíveis a problemas na coluna vertebral, como hérnias de disco ou condições estruturais anormais; Trabalho físico pesado – trabalhos que envolvem levantamento de cargas pesadas, movimentos repetitivos ou posturas inadequadas podem colocar estresse excessivo na coluna vertebral e nos músculos das costas, aumentando o risco de lombalgia; Estresse emocional – o estresse crônico pode levar a tensão muscular e aumento da sensibilidade à dor, o que pode contribuir para a ocorrência ou agravamento da lombalgia; Lesões prévias – lesões anteriores na coluna vertebral, como entorses ou hérnias de disco, podem aumentar o risco de desenvolver lombalgia no futuro. É importante destacar que esses fatores não agem isoladamente, mas podem interagir e contribuir para o desenvolvimento da lombalgia. O entendimento desses fatores de risco ajuda a conscientizar sobre a importância de adotar um estilo de vida saudável, ter uma postura adequada, manter um peso saudável, evitar o tabagismo e buscar formas de manejar o estresse para prevenir ou reduzir a ocorrência de lombalgia (Nieminen, Pyysalo, & Kankaanpää, 2021).

1.2 Definição

Os elementos que compõem a coluna lombar estão sujeitos a diferentes estressores, e cada um deles, isoladamente ou em combinação, pode contribuir para a dor lombar. Alguns dos principais elementos da coluna lombar incluem: As vértebras são os ossos que compõem a coluna vertebral. Lesões, degeneração ou desalinhamento das vértebras, como na espondilolistese, podem causar dor lombar; os discos intervertebrais são estruturas cartilaginosas que atuam como amortecedores entre as vértebras. Quando ocorre uma hérnia de disco, em que o núcleo do disco se projeta além de sua posição normal, pode ocorrer compressão dos nervos ou irritação dos tecidos ao redor, resultando em dor lombar; as articulações facetárias são as pequenas articulações entre as vértebras que permitem o movimento da coluna vertebral. A degeneração ou a inflamação dessas articulações, conhecida como artrose facetária, pode causar dor lombar; músculos e ligamentos: Os músculos e ligamentos da região lombar fornecem suporte e estabilidade à coluna vertebral. Lesões, distensões musculares ou tensão excessiva nos ligamentos podem levar à dor lombar; nervos: Os nervos da coluna lombar podem ser comprimidos ou irritados devido a condições como hérnias de disco, estenose espinhal (estreitamento do canal vertebral) ou compressão nervosa, resultando em dor irradiada para a região lombar e para as pernas, conhecida como dor ciática. Além desses elementos estruturais, outros fatores, como inflamação, alterações biomecânicas, fatores psicossociais e genéticos, também podem desempenhar um papel na dor lombar (Song, Sun, Li, Zong, Tian, Ma, & Wang, 2021).

A lombalgia é definida como dor, tensão ou rigidez muscular localizada abaixo do rebordo costal e acima da prega glútea inferior com ou sem dor que irradia para as pernas e é classificada como específica ou inespecífica (Walker, Muller, & Grant, 2007; Ammer, Ebenbichler, & Bochdansky, 2022).

1.3 Lombalgia específica e inespecífica

A lombalgia específica refere-se à presença de uma causa fisiopatológica conhecida ou específica que pode ser identificada como a origem da dor lombar. Essa causa pode incluir condições como hérnia de disco, infecções, fraturas osteoporóticas, tumores, inflamação ou artrite reumatoide (Dunn, Campbell, & Jordan, 2013). Essas condições específicas podem ser diagnosticadas por meio de exames clínicos, testes de imagem, análises laboratoriais ou uma combinação desses métodos. Quando uma causa subjacente é identificada, o tratamento da lombalgia específica geralmente se concentra em abordar diretamente a condição subjacente.

Diferente da lombalgia inespecífica, em que a causa exata da dor não pode ser determinada ou não está relacionada a uma condição específica, a lombalgia específica tem uma base patológica clara. Apenas uma pequena proporção (10%) dos indivíduos diagnosticados com lombalgia tem uma causa subjacente específica identificada (Walker et al., 2007).

A maioria dos casos de lombalgia, aproximadamente 90%, são considerados inespecíficos, o que significa que a causa exata da dor lombar não pode ser identificada com precisão. O diagnóstico de lombalgia inespecífica é geralmente feito por exclusão, descartando outras causas específicas ou patologias subjacentes que poderiam estar causando a dor (Hartvingsen, Hancock, Kongsted, Louw, Ferreira, Genevay, Hoy, Karppinen, Glenn, Sieper, Smeets, & Underwood, 2015). Embora a lombalgia inespecífica possa ser frustrante devido à falta de uma causa específica identificável, é importante lembrar que o tratamento adequado ainda pode ser fornecido para aliviar a dor e melhorar a função. Geralmente, o tratamento da lombalgia inespecífica envolve medidas conservadoras, como repouso, fisioterapia, exercícios de fortalecimento, terapia de calor ou frio, medicamentos para alívio da dor e modificação das atividades diárias.

De acordo com Pitcher, Von Korff, Bushnell e Porter (2019), a lombalgia inespecífica pode ser classificada conforme a duração dos sintomas em três categorias principais: aguda, subaguda e crônica. Essa classificação baseada na duração dos sintomas ajuda a fornecer uma estrutura para entender a progressão e a gravidade da lombalgia inespecífica. A lombalgia aguda está relacionada a uma dor lombar que dura menos de seis semanas. Geralmente, ela é de curta duração e muitas vezes está associada a uma lesão, esforço excessivo, movimento incorreto ou estresse físico recente. A maioria dos casos de lombalgia aguda melhora com cuidados adequados e medidas conservadoras; a lombalgia subaguda refere-se a uma dor lombar que dura mais de seis semanas, mas menos de três meses. Ela pode ser uma transição entre a fase aguda e a crônica, e pode indicar um tempo de cicatrização mais prolongado ou uma resposta subótima ao tratamento inicial. Nessa fase, a dor pode ser persistente, mas geralmente diminui gradualmente ao longo do tempo; a lombalgia crônica diz respeito a uma dor lombar que persiste por três meses ou mais. A lombalgia crônica é caracterizada pela persistência dos sintomas além do período de cicatrização normal. Pode estar associada a fatores psicossociais, como estresse crônico, ansiedade, depressão e fatores de estilo de vida. Ela pode ter um impacto significativo na qualidade de vida e requer uma abordagem abrangente de tratamento, que pode incluir terapias físicas, intervenções psicossociais e, em alguns casos, medicamentos.

A lombalgia inespecífica geralmente desaparece dentro de algumas semanas com mínima ou nenhuma intervenção, no entanto, em alguns casos, haverá episódios de dor recorrente e incapacidade que requerem intervenções multidisciplinares direcionadas (Pincus, Kent, Bronfort, Loisel, Pransky, & Hartvigsen, 2013).

É geralmente aceito que apenas uma minoria de pacientes relata dor persistente após um episódio agudo. Embora a maioria dos casos de lombalgia aguda melhore dentro de algumas semanas, uma revisão sistemática de estudos de coorte prospectivos realizados em atenção primária indicou que até dois terços dos pacientes podem desenvolver lombalgia crônica. Essa revisão destacou a importância de considerar a lombalgia como uma condição crônica em vez de um evento agudo autolimitado (Itz, Geurts, van Kleef, & Nelemans, 2013).

Estudos sugerem que aproximadamente 10% a 20% dos indivíduos com lombalgia aguda podem progredir para a forma crônica da condição. É importante destacar que, embora a lombalgia crônica represente uma pequena proporção dos casos, ela é responsável por uma parcela significativa da carga global atribuída à lombalgia. Isso ocorre porque a lombalgia crônica pode resultar em dor persistente e debilitante, incapacidade física prolongada e limitações nas atividades diárias (Olafsson, Jonsson, Fritzell, Hägg, & Borgström, 2018).

A causa da lombalgia crônica ainda é objeto de debate, com várias teorias tendo sido postuladas em anos anteriores tentando descrever o mecanismo etiológico, porém, o mosaico de sua fisiopatologia é de difícil compreensão. A dor lombar crônica é considerada uma condição multifatorial, resultante da interação complexa de vários fatores biológicos, psicológicos e sociais. É importante destacar que a lombalgia crônica é uma condição heterogênea e pode ter diferentes mecanismos em diferentes indivíduos. Além disso, os fatores de risco e os mecanismos subjacentes podem variar em cada caso. (Wenig, Schmidt, Kohlmann, & Schweikert, 2009).

É importante entender que a dor é distinta da nocicepção e inclui não apenas a ativação da fibra delta A e da fibra C, mas também elementos emocionais, cognitivos e comportamentais dependentes do contexto (Vlaeyen & Crombez, 2020). A dor é um fenômeno complexo e multifacetado que vai além da simples nocicepção, que é a detecção de estímulos dolorosos pelos receptores sensoriais especializados chamados nociceptores. A experiência da dor envolve elementos emocionais, cognitivos e comportamentais, que são influenciados pelo contexto e pelas experiências individuais. A dor lombar é uma experiência subjetiva, influenciada por fatores psicológicos, sociais e culturais (Knezevic et al., 2021). Além da transmissão de sinais nociceptivos pelos nervos periféricos, a percepção da dor envolve processos complexos no sistema nervoso central, onde os sinais são interpretados e integrados. Isso inclui áreas do cérebro envolvidas na emoção, cognição, memória, motivação e tomada de decisão. Elementos emocionais podem amplificar a percepção da dor e torná-la mais debilitante. Fatores cognitivos, como a atenção direcionada à dor, interpretação da dor e expectativas de alívio, também desempenham um papel importante na experiência da dor. Além disso, o comportamento e as respostas adaptativas às experiências de dor podem ser influenciados por fatores sociais e culturais. Crenças, valores, normas sociais e experiências passadas moldam a forma como as pessoas expressam, relatam e lidam com a dor.

A distinção entre dor e patologia é um dos motivos pelos quais nem sempre há uma forte correlação entre a presença de alterações estruturais ou patológicas na coluna vertebral e a experiência de sintomas de dor. É importante entender que nem toda anormalidade ou alteração estrutural na coluna lombar está diretamente relacionada à presença de dor. Por exemplo, estudos de imagem frequentemente revelam que muitas pessoas assintomáticas apresentam anormalidades na coluna, como degeneração discal, hérnias de disco ou estenose do canal vertebral, sem experimentar dor lombar. Por outro lado, algumas pessoas podem ter dor intensa e crônica na região lombar, mesmo na ausência de evidências claras de patologia estrutural. Isso destaca a importância dos fatores além da patologia puramente física na experiência da dor (Mounce, 2002).

A compreensão de que a dor é um fenômeno complexo e multifatorial, que vai além da simples patologia estrutural, ajuda a explicar por que algumas intervenções que não se concentram diretamente na correção da patologia podem ter efeitos positivos na redução da dor e na melhoria da qualidade de vida. Intervenções como terapias psicológicas, acupuntura, exercícios físicos, fisioterapia, entre outras abordagens não invasivas, podem ter efeitos profundos sobre a dor e a qualidade de vida de pessoas com lombalgia. Essas intervenções abordam os aspectos emocionais, cognitivos e comportamentais da dor, visando reduzir a sensibilização central, melhorar a função física, promover o autocuidado e aumentar a capacidade de lidar com a dor. Por outro lado, intervenções mais focadas na patologia estrutural, como cirurgia, nem sempre fornecem os benefícios esperados para todos os pacientes com lombalgia. Isso ocorre porque a presença de uma alteração estrutural na coluna vertebral nem sempre está diretamente ligada à experiência da dor. Além disso, a cirurgia pode ter riscos e complicações associados, e os resultados podem variar entre os indivíduos. Ao reconhecer a complexidade da dor lombar e abordá-la de forma holística, é possível proporcionar um melhor gerenciamento da dor, melhorar a funcionalidade e a qualidade de vida das pessoas afetadas pela lombalgia. Essa noção foi eloquentemente descrita por Melzack e Casey (1968) em sua histórica classificação da dor em componentes sensoriais-discriminativos, afetivo-motivacionais e cognitivo-avaliativos. Ele forma a base para uma abordagem multimodal e de medicina de precisão para a dor lombar, e é uma base para o modelo biopsicossocial (Khor, Lavallee, Cizik, Bellabarba, Chapman, & Howe, 2018).

Resultados de estudos epidemiológicos em larga escala mostram que uma das principais características da dor lombar é a recorrência (Kim, Vail, Azad, Bentley, Zhang, Ho et al., 2019; Katz, 2006) embora comparações entre os estudos às vezes são difíceis por causa das diferentes definições de dor lombar recorrente (Kigozi, Konstantinou, Ogollah, Dunn, Martyn, & Jowett, 2019).

1.4 Tipos de dor e a Lombalgia Crônica

A lombalgia abrange um espectro de diferentes tipos de dor (por exemplo, nociceptiva, neuropática e nociplástica ou por sensibilização) que frequentemente se sobrepõem. Os três principais tipos de dor que podem estar presentes na lombalgia são (Rosa, Macedo, Almeida, Rocha, Marques, & Carmo, 2020): 1) a dor nociceptiva: é o tipo mais comum de dor na lombalgia. Ela é uma resposta do sistema nervoso periférico a lesões ou estímulos nocivos nos tecidos, como músculos, ligamentos, articulações ou discos da coluna vertebral. Pode ser descrita como uma dor aguda, latejante, dolorida ou em pontadas e é geralmente bem localizada. A dor nociceptiva na lombalgia é causada por danos ou inflamação nos tecidos da região lombar; 2) a dor neuropática: é uma dor causada por disfunção ou lesão do sistema nervoso, incluindo os nervos espinhais ou raízes nervosas. Na lombalgia, a dor neuropática pode ser resultado de compressão ou irritação das raízes nervosas da coluna vertebral, como na compressão do nervo ciático (dor ciática). Ela é frequentemente descrita como uma dor queimação, formigamento, choque elétrico ou agulhadas. Pode ser acompanhada de sensações anormais na pele e fraqueza muscular; 3) a dor nociplástica ou não específica: este tipo de dor é caracterizado por uma sensibilização do sistema nervoso central, onde ocorre uma amplificação da dor. Ela é desproporcional ao estímulo inicial e pode ser influenciada por fatores psicossociais. Trata-se de uma dor crônica que pode persistir mesmo após a lesão original ter sido curada. Essa dor na lombalgia pode ser descrita como uma dor difusa, mal localizada, com sensação de queimação, sensibilidade aumentada ao toque e alterações na percepção da dor. Ressalte-se que esses diferentes tipos de dor podem coexistir em um mesmo indivíduo com lombalgia. Por exemplo, uma pessoa pode ter uma lesão muscular que causa dor nociceptiva, mas também pode apresentar sensibilização central, levando a uma amplificação da dor. Essa sobreposição de diferentes tipos de dor pode tornar o diagnóstico e o tratamento da lombalgia mais desafiadores, pois pode exigir uma abordagem multifacetada e personalizada que aborde cada aspecto da dor.

Assim, esta dor, por vezes, é intensa, e incipiente desta doença discal, e deve-se a receptores periféricos que transmitem informação nociceptiva ou polimodal para o corno posterior da medula espinhal. Os estímulos nociceptivos podem vir de múltiplas estruturas (músculo, disco, ligamento) e isso resulta em reações musculares mono ou polissinápticas (contratura, enrijecimento...). A informação é então transmitida ao córtex sensorial através da via espinotalâmica e permite ao paciente localizar sua dor discriminativamente, mas também quantificar sua intensidade. Há também uma voz mais lenta, integrando a dimensão emocional e afetiva do processo de dor, os estímulos nociceptivos vão até o córtex límbico, o córtex frontal, o córtex insular e o córtex cingulado anterior. Essa dimensão possibilita compreender o componente da cinesiofobia associado ao processo doloroso (Fouquet, Jacquot, & Nardou, 2017). Sua manifestação se tornará dominante e modificará os comportamentos do indivíduo que a submete. A dor crônica é, de fato, uma síndrome multidimensional, mas qualquer que seja sua causa inicial, local ou intensidade, ela tem algumas características comuns: é uma persistência ou recorrência da sintomatologia dolorosa que excede o tempo presumido em conexão com sua causa inicial; tem resposta inadequada ao tratamento; e causa uma deterioração significativa e progressiva das habilidades funcionais e relacionais do paciente, resultando em um impacto significativo em suas atividades diárias em casa ou no trabalho (International Association for the Study of Pain [IASP], 2012; Genêt, Lapeyre, Schnitzler, Hausseguy, D'Apolito, Lafaye de Michaux et al., 2006).

Pode-se então dizer que a dor lombar crônica não é uma patologia propriamente dita, mas um sintoma doloroso decorrente de vários mecanismos etiológicos. A parte da deterioração anatômica ou distúrbio funcional na gênese do sintoma é sempre difícil de determinar (Cook, 2022).

1.5 Diagnóstico

Os métodos diagnósticos para a lombalgia podem ser objeto de controvérsia devido a vários fatores relacionados à condição e à limitada especificidade de alguns exames de imagem e injeções diagnósticas (Knezevic et al., 2021). A lombalgia é uma condição complexa e multifatorial, o que pode dificultar a identificação precisa da causa subjacente da dor lombar em alguns casos. Existem alguns desafios comumente encontrados no diagnóstico da lombalgia, incluindo: A lombalgia pode ter várias causas e fatores contribuintes, como lesões musculares, problemas nos discos intervertebrais, osteoartrite, inflamação, estresse emocional e fatores psicossociais. Essa complexidade pode tornar difícil determinar a causa exata da dor lombar em um determinado indivíduo. **Ausência de correlação entre achados de imagem e sintomas**: Muitas pessoas com lombalgia apresentam alterações estruturais na coluna vertebral, como hérnias de disco ou degeneração dos discos, que podem ser detectadas por exames de imagem. No entanto, essas alterações nem sempre estão diretamente relacionadas aos sintomas, uma vez que muitas pessoas com essas alterações não apresentam dor lombar, enquanto outras podem ter dor intensa sem alterações estruturais significativas. **Limitações dos exames de imagem**: Embora exames de imagem, como radiografias, ressonância magnética e tomografia computadorizada, possam fornecer informações valiosas sobre a estrutura da coluna vertebral, eles não são capazes de determinar com precisão a origem específica da dor lombar em todos os casos. As alterações estruturais observadas nas imagens podem ser encontradas em pessoas assintomáticas, e a interpretação dessas imagens pode variar entre os profissionais de saúde. Diante desses desafios, é importante que o diagnóstico da lombalgia seja feito por meio de uma avaliação clínica abrangente, levando em consideração a história clínica, o exame físico e os fatores de risco individuais.

1.6 Patogênese

A patogênese da lombalgia é realmente multifatorial e complexa. Existem vários fatores que podem contribuir para o desenvolvimento da condição. Para os pacientes envolvidos em dor lombar crônica, as investigações diagnósticas muitas vezes não permitem obter uma correlação anatomopatológica óbvia com a dor expressa. O diagnóstico etiológico é obtido em apenas 10-15% dos casos e o conhecimento sobre a fisiopatologia da lombalgia comum ainda parece insuficiente (Maher, Underwood, & Buchbinder, 2017; O'Sullivan, 2005). Se a dor é um sintoma subjetivo complexo, várias estruturas anatômicas lombares são fontes plausíveis de dor (como disco intervertebral, facetas articulares, estruturas ligamentares e musculares) por aferentes de fibras nociceptivas periféricas para o sistema nervoso central. No entanto, eles sozinhos não podem explicar o aparecimento do sintoma doloroso, devido à prevalência de lesões anatômicas em indivíduos assintomáticos e, inversamente, à existência de lombalgia sem relação anatômica determinada (Maher et al., 2017; Barrey & Le Huec, 2019; Hancock, Maher, Latimer, Spindler, McAuley, & Laslett, 2007; Iwai, Nakazato, Irie, Fujimoto, & Nakajima, 2014).

A dor lombar crônica comum é, portanto, o local da dor multimodal integrando muitos outros fatores (físicos, biomecânicos, funcionais, psicológicos, ambientais, genéticos e culturais). A diversidade desses fatores e a complexidade de sua interação explicam as dificuldades em estabelecer uma etiologia precisa e um tratamento específico adaptado ao paciente. Ela também enfrenta as limitações das opções cirúrgicas para o tratamento da dor lombar (Mertens, Blond, David, & Rigoard, 2015).

Além disso, o problema da coluna vertebral apresenta maiores dificuldades de exploração do que para um membro cujo exame clínico é mais acessível, principalmente em seu valor funcional (goniometria das amplitudes articulares, atrofia muscular visível e teste muscular avaliado pela comparação do membro contralateral). O segmento espinhal deve ser considerado dinâmico e exigir ferramentas de exploração mais sofisticadas em termos de força, mobilidade, capacidade de resistência e exploração funcional.

1.6.1 Fatores físicos, biomecânicos e neurofisiológicos

Má postura, desequilíbrios musculares, falta de condicionamento físico e sobrecarga da coluna vertebral devido a atividades físicas repetitivas ou trabalho pesado podem desempenhar um papel na geração de dor lombar. Há muito se pensa que os fatores mecânicos têm um papel causal na dor lombar. O Quadro 1 resume os diversos fatores mais estudados e reconhecidos na literatura como associados ao diagnóstico de dor lombar crônica comum.

Quadro 1 – Fatores físicos, biomecânicos e neurofisiológicos reconhecidos na dor lombar crônica comum

FORÇA MUSCULAR	• Diminuição da força muscular isocinética central (Rose-Dulcina, Vuillerme, Tabard-Fougère, Dayer, Dominguez, Armand et al., 2018; Bayramoglu, Akman, Kilinç, Cetin, Yavuz, & Ozker, 2001; Yahia, Jribi, Ghroubi, Elleuch, Baklouti, & Habib Elleuch, 2011; Helmhout, Witjes, Nijhuis-VAN DER Sanden, Bron, van Aalst, & Staal, 2017; Hultman, Nordin, Saraste, & Ohlsèn, 2017)
	• Aumento do déficit nos extensores espinhais (Reid, Hazard, & Fenwick, 1991; Saur, Koch, Steinmetz, Straub, Ensink, Kettler et al., 1997; Degache, 2016)
	• Desequilíbrio ver reversão da relação Flexores/Extensores > 1 (Yahia et al., 2011; Degache, 2016)

RESISTÊNCIA	• Tempo de desempenho isométrico de pacientes com lombalgia menor que indivíduos saudáveis (Cho et al., 2014; Davarian, Maroufi, Ebrahimi, Farahmand, & Parnianpour, 2012; Hultman et al., 1993; Ito, Shirado, Suzuki, Takahashi, Kaneda, & Strax, 1996) • Aumento da fatigabilidade nos extensores (Degache, 2016; Bo Andersen, Wedderkopp, & Leboeuf-Yde, 2006; Helmhout et al., 2017)
FLEXIBILIDADE	• Perda da extensibilidade dos extensores espinhais, isquiotibiais e reto femoral (França, Burke, Caffaro, Ramos, & Marques, 2012; Feldman, Shrier, Rossignol, & Abenhaim, 2001) • Hipertonicidade dos músculos extensores e psoas (Grgić, 2014)
ALTERAÇÕES ESTRUTURAIS	• Sinais moderados de atrofia de multífidos (Chan, Fung, Ng, Ngan, Chong, Tang, He, & Zheng, 2012; Goubert, Oosterwijck, Meeus, & Danneels, 2016) com aumento da rigidez do feixe muscular em resposta à degeneração do disco intervertebral (Brown, Gregory, & Carr, 2011)
BIOMECÂNICA	• Distúrbios da postura (Yahia et al., 2011) • Anomalia da mobilidade da coluna vertebral (inclinometria lateral e assimetria de rotação do tronco; Nagai, Abt, Sell, Keenan, Clark, Smalley et al., 2015) • Atividade cinemática prejudicada do tronco e membros inferiores durante a marcha e a posição em pé (Laird, Gilbert, Kent, & Keating, 2014; (Müller, Ertelt, & Blickhan, 2015) • Conceito de "instabilidade segmentar lombar" (Davarian et al., 2012; Arampatzis, Schroll, Catalá, Laube, Schüler, & Dreinhofer, 2015; Beneck & Kulig, 2012)

NEUROFISIOLOGIA	• Controle neuromotor prejudicado: recrutamento anormal da musculatura do tronco (interrupção do tempo de atividade e compartilhamento de carga; Rose-Dulcina et al., 2018; Arampatzis et al., 2015; Cyr, Wilson, Mehyar, & Sharma, 2019; van Dieën, Selen, & Cholewicki, 2013) • Inibição neuromuscular por impulsos nociceptivos de estruturas anatômicas sofridas (disco interverte-bral, articulações posteriores, vértebras, músculos; Takemasa, Yamamoto, & Tani, 1995) • Fenômeno da "consciência central" (Sanzarello, Merlini, Rosa, Perrone, Frugiuele, Borghi, & Faldini, 2016; Clark, Nijs, Yeowell, Holmes, & Goodwin, 2019)

Fonte: elaboração própria

Muitos desses fatores estão associados à "síndrome do descondicionamento", característica da lombalgia crônica (Mayer, Gatchel, Mayer, Kishino, Keeley, & Mooney, 1987), que associa déficit da musculatura do tronco, perda da flexibilidade lombar e subpélvica e redução da capacidade cardiovascular e funcional dos pacientes. As explorações descrevem uma perda de força e resistência dos músculos centrais, geralmente aumentada nos extensores da coluna vertebral. A natureza da relação entre esse déficit muscular e a lombalgia não é formalmente definida como causa ou consequência. O déficit de tronco isocinético ou isométrico e o desequilíbrio na relação flexores/extensores também são reconhecidos por alguns autores como um possível fator de risco para lombalgia (Bayramoglu et al., 2001; Cho, Beom, Lee, Lim, Lee, & Yuk, 2014; Lee, Hoshino, Nakamura, Kariya, Saita, & Ito, 1999). A relação flexor/extensor equilibrada garante que os abdominais (incluindo o músculo transverso) realizem contração suficiente para desacelerar os movimentos de extensão do tronco, reduzindo o risco de lesão ligamentar ou muscular durante atividades explosivas ou diárias (Ito et al., 1996).

1.6.2 Fatores psicossociais

Se os sintomas dolorosos são principalmente induzidos mecanicamente (natureza nociceptiva ou neuropática), para alguns pacientes o mecanismo da dor lombar permanece indeterminado na ausência de uma relação patológica encontrada. Essas situações parecem estar associadas ao predomínio de elementos psicocomportamentais ou socioprofissionais específicos (Barrey & Huec, 2019; O'Sullivan, 2005). Estresse, ansiedade, depressão e outros fatores emocionais podem influenciar a percepção da dor e a resposta a ela. Esses fatores podem desencadear ou agravar a lombalgia e também podem contribuir para a transição para a lombalgia crônica.

De fato, alguns pacientes apresentam compensações cognitivas inadequadas à situação de lombalgia (incluindo ansiedade ou depressão) que mantêm uma real inibição psicológica e participam da manutenção da situação patológica (O'Sullivan, 2005). Esse tipo de paciente geralmente expressa a ideia de que a dor e a atividade física são prejudiciais a ele, experimentando preferências de tratamento que não correspondem às melhores práticas (como tratamentos passivos exclusivos). O ambiente social e profissional desses pacientes é considerado insatisfatório ou mesmo hostil, principalmente se houver uma situação conflituosa de compensação (Oliveira, Maher, Pinto, Traeger, Lin, Chenot et al., 2018).

A natureza crônica e a complexidade semiológica da dor lombar justificam, portanto, a interação multidisciplinar para o manejo ideal do paciente (Rigoard, Blond, David, & Mertens, 2015).

2

A MEDICINA TRADICIONAL CHINESA E ACUPUNTURA

Ensina Ye (2016), que nosso mundo é incrivelmente diverso e cheio de maravilhas e mistérios que desafiam uma única teoria ou disciplina para explicá-los completamente. Da mesma forma, a saúde humana é complexa e delicada, e nenhum sistema de medicina pode abordar todos os problemas do corpo humano. Diferentes culturas desenvolveram sistemas médicos únicos ao longo da história, cada um com suas próprias forças e fraquezas. A medicina ocidental moderna, também conhecida como medicina convencional ou alopática, é amplamente adotada em muitas partes do mundo devido à sua ênfase na pesquisa científica, diagnóstico preciso e tratamentos baseados em evidências. Essa abordagem tem sido eficaz no tratamento de muitas condições médicas e avançou significativamente na cirurgia, tecnologia médica e farmacologia. No entanto, outras culturas têm sistemas médicos tradicionais que se desenvolveram ao longo de séculos, como a medicina tradicional chinesa, ayurvédica, indígena e muitas outras. Esses sistemas têm suas próprias teorias, práticas e abordagens terapêuticas, muitas vezes enfatizando a harmonia entre o corpo, mente e espírito, e a prevenção de doenças em vez de apenas tratar sintomas. Cada sistema médico tem suas próprias forças e fraquezas, e é importante reconhecer que nenhum sistema é perfeito. A combinação de diferentes abordagens e conhecimentos pode fornecer uma visão mais abrangente da saúde humana e permitir uma abordagem mais personalizada e holística para o cuidado de cada indivíduo.

2.1 Os pilares da Medicina Tradicional Chinesa

A Medicina Tradicional Chinesa (MTC) é um sistema de medicina que tem uma abordagem holística para a saúde e o bem-estar. Ela se baseia na filosofia chinesa antiga, que inclui conceitos como *yin* e *yang*, os cinco elementos (madeira, fogo, terra, metal e água) e o fluxo de energia vital chamado *Qi* ou *Chi*. De acordo com a MTC, a saúde é alcançada quando há um equilíbrio harmonioso entre essas forças e fluxos de energia no corpo humano. Qualquer desequilíbrio ou bloqueio nesse fluxo de energia pode levar a doenças e outros problemas de saúde. Os praticantes da MTC utilizam várias técnicas para diagnosticar e tratar os desequilíbrios energéticos. Alguns dos métodos mais comuns incluem a observação da língua, a análise do pulso, a avaliação dos sintomas e a investigação do histórico do paciente. Com base nessas informações, são prescritos tratamentos personalizados, que podem incluir acupuntura, fitoterapia chinesa, massagem terapêutica, exercícios e orientações sobre estilo de vida e dieta. É importante notar que a MTC é um sistema médico completo e complexo, que possui sua própria teoria, prática e metodologia de tratamento. Embora tenha sido desenvolvida na China, ao longo de milhares de anos, a MTC também influenciou a medicina tradicional de outros países asiáticos (Maciocia, 2015).

No entanto, é essencial ressaltar que a eficácia da MTC tem sido objeto de debate e pesquisa científica. Embora algumas de suas práticas tenham sido respaldadas por evidências, outras ainda carecem de estudos clínicos rigorosos. A medicina ocidental convencional geralmente adota uma abordagem baseada em evidências científicas para diagnóstico e tratamento, o que significa que nem todas as técnicas e tratamentos da MTC são amplamente aceitos nesse contexto.

O conceito de Yin e Yang é fundamental na Medicina Tradicional Chinesa (MTC). Yin e Yang representam as forças complementares e opostas que existem em todas as coisas do universo, incluindo o corpo humano. Yin é associado a características como escuridão, frio, umidade, quietude, passividade e feminilidade. Por outro lado, Yang está relacionado a características como luz, calor, secura, atividade, energia e masculinidade. Na MTC, a saúde é considerada o resultado de um equilíbrio dinâmico entre essas duas forças. Um corpo saudável é visto como um estado de equilíbrio harmonioso entre Yin e Yang. Quando há um desequilíbrio entre essas forças, pode surgir doença ou problemas de saúde. Por exemplo, um excesso de Yin pode levar a uma sensação de frio, letargia ou retenção de líquidos, enquanto um excesso de Yang pode resultar em calor excessivo, agitação ou inflamação. O objetivo dos tratamentos na MTC é restaurar o equilíbrio entre Yin e Yang no corpo (Maciocia, 2015).

A teoria dos cinco elementos é outra parte essencial da Medicina Tradicional Chinesa (MTC) e descreve os padrões de interação e influência entre diferentes aspectos da natureza e do corpo humano. Os cinco elementos na teoria são madeira, fogo, terra, metal e água. Cada elemento está associado a órgãos específicos, emoções, estações do ano, sabores, cores e outras características. As correspondências tradicionais dos elementos na teoria dos cinco elementos são: Madeira: está associada aos órgãos fígado e vesícula biliar, à cor verde, à primavera, ao sabor azedo, à emoção da raiva e à direção leste; Fogo: está associado aos órgãos coração e intestino delgado, à cor vermelha, ao verão, ao sabor amargo, à emoção da alegria e à direção sul; Terra: está associada aos órgãos baço e estômago, à cor amarela, ao final do verão, ao sabor doce, à emoção da preocupação e à direção central; Metal: está associado aos órgãos pulmão e intestino grosso, à cor branca, ao outono, ao sabor picante, à emoção da tristeza e à direção oeste; e Água: está associada aos órgãos rins e bexiga, à cor preta, ao inverno, ao sabor salgado, à emoção do medo e à direção norte. Na MTC, o equilíbrio adequado entre os elementos é considerado essencial para a saúde e o bem-estar. Cada elemento está interconectado e influencia os outros, e um desequilíbrio pode levar a problemas de saúde (Hicks, Hicks, & Mole, 2014).

Qi é um conceito que é difícil de traduzir para o português, mas comumente é equiparado a "energia vital" e tem sido subsumido sob as várias tradições ocidentais de vitalismo. No entanto, o conceito de *Qi* é muito mais complexo e de amplo alcance e interconecta objetos vivos e inanimados na natureza e no universo. O *Qi* é essencialmente um conceito energético que é postulado pela filosofia chinesa como uma força tangível que permite a transferência de energia, movimento, crescimento e desenvolvimento para ocorrer. Para manter a saúde física e mental, o fluxo de Qi deve permanecer fluido e em equilíbrio macroscopicamente, à medida que os indivíduos se relacionam com seu ambiente, e microscopicamente, à medida que as funções do órgão interagem. Um bloqueio no fluxo de Qi pode causar um desequilíbrio e eventualmente se manifestar como doença. O conceito de Qi refere-se à energia vital que flui pelo corpo e é responsável pelo funcionamento saudável dos órgãos e sistemas. O Qi flui através de canais chamados meridianos e está relacionado ao equilíbrio de yin e $yang$. A interrupção ou desequilíbrio do fluxo de Qi pode resultar em doenças (Hsu, 1996). De acordo com a Medicina Tradicional Chinesa, os indivíduos podem influenciar esse equilíbrio do Qi internamente, analisando o fluxo do Qi ao longo de vias definidas na superfície do corpo em um conjunto de canais chamados *meridianos*. Todos os meridianos estão conectados entre si e com todos os órgãos internos em padrões complexos. O tratamento envolve primeiro identificar corretamente os desequilíbrios internos e externos, em seguida, inserindo agulhas em pontos apropriados ao longo dos meridianos, ajudando a realinhar o fluxo de Qi no corpo para restaurar a homeostase interna (Mayer, 2000).

Com base nessa estrutura teórica, os profissionais de MTC fazem diagnósticos por meio de métodos como a observação dos sinais e sintomas do paciente, a análise da língua, do pulso e a coleta de informações sobre a história médica e estilo de vida. Com base no diagnóstico, são aplicadas diversas técnicas terapêuticas, como acupuntura, fitoterapia, moxabustão, massagem terapêutica e dietoterapia, para restaurar o equilíbrio do corpo e promover a saúde.

2.2 Diagnóstico diferenciado pela Medicina Tradicional Chinesa

Na Medicina Tradicional Chinesa (MTC), a inspeção da doença é uma das principais técnicas de diagnóstico utilizadas para avaliar a condição de um paciente. *A inspeção (wang) é um* tipo de método para determinar a condição de doença, observando as mudanças de expressão sistêmica ou local, cor, forma e estado. A partir da observação cuidadosa dos sinais e sintomas externos do corpo, os praticantes de MTC podem obter informações valiosas sobre o desequilíbrio energético e a natureza da doença. Ela abrange diferentes aspectos, como a observação da aparência geral do paciente, do rosto, dos olhos, da língua e das unhas. Alguns pontos que são observados durante o processo de inspeção (Maciocia, 2021):

> Aparência geral: O praticante de MTC observa a vitalidade geral do paciente, sua postura, a cor da pele, a expressão facial e a energia geral. Isso pode fornecer informações sobre o nível de energia, equilíbrio *yin-yang* e a presença de fatores patológicos.
> Rosto: A observação do rosto pode revelar informações sobre a circulação sanguínea, a condição dos órgãos internos e os sintomas específicos de determinadas doenças. Os padrões observados podem incluir palidez, vermelhidão, inchaço, erupções cutâneas ou pigmentação anormal.
> Olhos: A observação dos olhos pode fornecer informações sobre a energia dos órgãos, a qualidade do sangue e o estado emocional do paciente. Mudanças na cor da esclera (a parte branca do olho), brilho, umidade ou presença de veias dilatadas podem indicar desequilíbrios.
> Língua: A análise da língua é uma parte importante do diagnóstico na MTC. O praticante observa a cor, a forma, a umidade e a cobertura da língua, bem como a presença de qualquer inchaço, úlceras ou marcas. Esses aspectos podem revelar informações sobre a condição dos órgãos, a presença de calor ou frio no corpo e a natureza da doença.
> Unhas: A inspeção das unhas pode fornecer pistas sobre a saúde geral e o equilíbrio energético. Mudanças na cor, forma, textura ou presença de marcas podem indicar problemas em órgãos específicos ou desequilíbrios energéticos.

A ausculta (*wen*) é outra técnica de diagnóstico que envolve a escuta cuidadosa dos sons e padrões sonoros produzidos pelo corpo, especialmente pelos órgãos internos, para obter informações sobre a condição de saúde do paciente. Ela é geralmente realizada por meio da escuta dos sons do pulso e dos sons respiratórios (Auteroche & Navailh, 1992):

> Ausculta do pulso: O pulso é considerado uma manifestação direta da energia vital (*Qi*) e do estado dos órgãos internos. Ao sentir o pulso em diferentes posições dos pulsos radiais (geralmente, três posições em cada pulso), o praticante de MTC avalia a qualidade, ritmo, força, largura, profundidade e outras características do pulso. Existem várias classificações de pulso na MTC, como rápido, lento, fraco, forte, superficial, profundo, irregular, entre outros, que podem indicar desequilíbrios energéticos e a presença de patologias em órgãos específicos. Ausculta dos sons respiratórios: A ausculta dos sons respiratórios é realizada para avaliar a condição dos pulmões e do sistema respiratório. O praticante escuta atentamente os sons produzidos durante a respiração, como sibilos, crepitações, ruídos ou alterações no padrão respiratório. Esses sons podem indicar desequilíbrios, como excesso de umidade nos pulmões, bloqueio de *Qi* ou presença de patologias específicas. Além dessas técnicas de ausculta, o praticante de MTC também pode utilizar a Ausculta do abdômen para escutar os sons produzidos pelos órgãos internos, como o estômago e os intestinos. A ausculta do abdômen é frequentemente utilizada na prática da palpação abdominal, onde o praticante aplica uma pressão suave no abdômen para detectar qualquer anormalidade nos órgãos ou na circulação do *Qi*.

O olfato desempenha um papel importante na avaliação diagnóstica, embora não seja uma técnica de diagnóstico tão proeminente quanto a inspeção, a ausculta ou o inquérito. O olfato é usado para identificar odores corporais anormais, pois na MTC certos odores podem estar associados a desequilíbrios específicos no corpo. O olfato inclui o odor de secreção na boca e no corpo. Durante a consulta, deve-se estar atento a odores incomuns que emanam do corpo do paciente, como o odor do hálito, suor, fezes ou urina. Esses odores podem fornecer pistas sobre o estado dos órgãos e sistemas do corpo e ajudar a identificar possíveis desequilíbrios energéticos. Por exemplo, um hálito adocicado pode indicar uma possível deficiência de energia digestiva, enquanto um odor fétido pode sugerir um excesso de umidade ou calor interno. Além disso, certos odores específicos podem estar associados a condições de saúde particulares, como o odor de amoníaco em casos de insuficiência renal (Auteroche & Navailh, 1992).

O inquérito (*wen*) na Medicina Tradicional Chinesa (MTC) é uma etapa crucial do processo de diagnóstico, permitindo que o praticante obtenha informações detalhadas sobre a condição de saúde do paciente. *Refere*-se principalmente a perguntar os sentimentos físicos e mentais dos pacientes, o desconforto e a incidência e gravidade das doenças, perguntando história de vida, história familiar, história médica pregressa, tempo de início e sintomas no presente. Durante o inquérito, o profissional de MTC busca obter as seguintes informações (Auteroche & Navailh, 1992):

> Sintomas atuais: O paciente é encorajado a descrever os sintomas que está enfrentando, incluindo a natureza, a intensidade, a duração e a frequência dos sintomas. É importante fornecer detalhes específicos, pois cada sintoma pode fornecer pistas sobre os desequilíbrios energéticos e os órgãos afetados. Histórico médico: O profissional pergunta sobre o histórico médico do paciente, incluindo condições de saúde prévias, tratamentos médicos anteriores, cirurgias, alergias, histórico familiar de doenças, entre outros. Essas informações ajudam a compreender a história de saúde do paciente e possíveis fatores contribuintes. Estilo de vida e hábitos: São feitas perguntas sobre o estilo de vida do paciente, como padrão de sono, alimentação, atividade física, nível de estresse, exposição a ambientes tóxicos, consumo

de álcool, tabaco ou drogas, entre outros. Esses fatores podem influenciar no equilíbrio energético e na saúde geral.

Emoções e estado mental: São exploradas as emoções e o estado mental do paciente, incluindo estresse, ansiedade, tristeza, raiva, medo e outros sentimentos. Na MTC, as emoções são consideradas uma parte importante do equilíbrio energético e podem ter impacto na saúde.

Funções corporais: O profissional também investiga sobre o funcionamento dos sistemas corporais, como digestão, sono, eliminação, menstruação (no caso das mulheres), entre outros. Essas informações auxiliam na compreensão dos padrões de desequilíbrio energético.

A partir do inquérito detalhado, o profissional de MTC coleta informações abrangentes sobre a condição de saúde do paciente, permitindo uma compreensão mais precisa do desequilíbrio energético e a formulação de um diagnóstico adequado. Essas informações também ajudam na elaboração de um plano de tratamento personalizado, que pode incluir acupuntura, fitoterapia, moxabustão, massagem terapêutica, entre outras abordagens terapêuticas da MTC.

A avaliação do pulso (*Qie*) é uma técnica de diagnóstico importante e detalhada. O praticante de MTC examina os pulsos radiais do paciente em busca de informações sobre o estado dos órgãos, o fluxo de energia (*Qi*) e o equilíbrio energético geral do corpo. São passos básicos envolvidos na avaliação do pulso na MTC (Maciocia, 2021):

Posicionamento: O paciente é instruído a estender o braço, e o praticante posiciona seus três dedos (indicador, médio e anelar) em cada pulso radial, em três posições distintas: *cun* (próximo ao punho), *guan* (no meio do pulso) e *chi* (mais próximo da palma da mão). Cada posição do pulso está relacionada a órgãos e energias específicos.

Pressão e sensação: O praticante aplica uma pressão suave com os dedos nos pontos do pulso, buscando sentir diferentes características, como a profundidade, a força, a largura e a taxa de pulsação. A pressão deve ser adequada para não causar desconforto ao paciente, mas ainda permitir a avaliação dos padrões de pulso.

Observação das características do pulso: Durante a avaliação, o praticante observa diferentes características do pulso em cada posição, incluindo:

Ritmo: O ritmo pode ser regular, irregular, rápido, lento ou saltitante. Isso pode indicar desequilíbrios ou condições específicas.

Força: A força pode ser fraca, forte ou em algum ponto intermediário. Isso pode refletir a vitalidade dos órgãos ou a presença de deficiências ou excessos.

Largura: A largura pode ser estreita ou ampla, indicando o fluxo energético em cada posição.

Profundidade: A profundidade pode ser superficial ou profunda, revelando informações sobre a condição dos órgãos e o fluxo de energia.

Qualidade: O pulso pode ter qualidades adicionais, como pulsação escorregadia, pulsação áspera, pulsação em corda, entre outras, que fornecem informações adicionais sobre o desequilíbrio energético.

Avaliação dos órgãos e padrões: Com base nas características do pulso em cada posição são identificados possíveis desequilíbrios energéticos e padrões associados aos órgãos específicos. Existem diferentes classificações de pulso na MTC, e o profissional integra essas informações para chegar a um diagnóstico preciso.

A pulsação é particularmente um método básico indispensável no diagnóstico clínico da MTC, que pode revelar uma grande quantidade de informações de doenças e síndromes, *e* é concordado pela medicina moderna no valor de conhecer a frequência cardíaca, o ritmo cardíaco, o enchimento vascular e o grau de endurecimento.

A apalpação (*Qie*) é uma técnica utilizada para examinar e avaliar a condição dos tecidos moles e as reações do corpo ao toque. A apalpação é geralmente realizada em áreas específicas, como o abdômen, as costas, os meridianos e os pontos de acupuntura. São algumas das principais formas de apalpação na MTC (Maciocia, 2021):

Palpação abdominal: A apalpação do abdômen é chamada de "Palpação Abdominal da MTC" ou "Diagnóstico por Palpação Abdominal" (Shi Liao). O praticante de MTC aplica uma pressão suave e contínua com as mãos ou os dedos sobre diferentes áreas do abdômen para avaliar o estado dos órgãos internos, a presença de dor, a consistência dos tecidos e a resposta do paciente ao toque. Essa técnica pode fornecer informações sobre o equilíbrio energético dos órgãos, a presença de bloqueios ou estagnações e a saúde geral do sistema digestivo.

Palpação dos meridianos: Os meridianos são canais energéticos do corpo na teoria da MTC. A palpação dos meridianos envolve percorrer manualmente os meridianos específicos, aplicando pressão e sentindo a resposta do paciente. Essa técnica é usada para avaliar o fluxo de energia (*Qi*) nos meridianos, identificar pontos sensíveis ou dolorosos ao longo do trajeto e detectar desequilíbrios energéticos.

Palpação dos pontos de acupuntura: Os pontos de acupuntura são pontos específicos ao longo dos meridianos onde a estimulação é aplicada para equilibrar a energia do corpo. A palpação dos pontos de acupuntura envolve a aplicação de pressão ou massagem suave sobre esses pontos para avaliar a sensibilidade, a consistência e a resposta do paciente. Essa técnica auxilia na identificação de pontos sensíveis, pontos de tensão ou áreas de estagnação energética.

Além dessas formas específicas de apalpação, o toque pode ser usado de maneira geral durante o exame físico na MTC, permitindo ao praticante avaliar a temperatura, a umidade, a textura e outras características dos tecidos do corpo.

2.3 Acupuntura

A acupuntura é uma prática terapêutica que faz parte da MTC. Ela envolve a inserção de agulhas finas em pontos específicos do corpo, conhecidos como pontos de acupuntura, com o objetivo de promover a saúde, aliviar dores e tratar uma variedade de condições médicas.

Em primeiro lugar, deve-se entender que na perspectiva oriental, especialmente na MTC, a acupuntura é considerada uma prática terapêutica que visa afetar o sistema energético do corpo para promover o equilíbrio e a circulação adequada do *Qi*. De acordo com a MTC, o corpo humano possui uma rede de canais de energia chamados meridianos, nos quais o *Qi* flui. Quando há desequilíbrios ou bloqueios nesse fluxo de *Qi*, podem surgir sintomas e doenças. A acupuntura, por meio da inserção de agulhas finas em pontos específicos nos meridianos, busca estimular e regular o fluxo de *Qi*, ajudando a restaurar o equilíbrio energético do corpo. Acredita-se que a estimulação dos pontos de acupuntura possa desbloquear o fluxo de *Qi* estagnado, dispersar o excesso de *Qi* ou tonificar a deficiência de *Qi*, dependendo das necessidades do indivíduo. Isso pode resultar na restauração da saúde e no alívio dos sintomas. A acupuntura também é considerada uma abordagem holística, pois não apenas trata os sintomas, mas busca tratar o indivíduo como um todo, considerando sua constituição, padrões de desequilíbrio energético e outros fatores. Além das agulhas, outras técnicas podem ser utilizadas na acupuntura, como a moxabustão (aplicação de calor nos pontos de acupuntura), a estimulação elétrica dos pontos ou a pressão manual (acupressão) (Blakeway, 2019).

O acupunturista é um profissional especializado no reequilíbrio do sistema energético do corpo por meio da acupuntura. Sua formação e conhecimento abrangem os princípios da MTC, incluindo a teoria dos meridianos, pontos de acupuntura e a abordagem holística da saúde. Com base na avaliação do paciente, que pode incluir uma entrevista, observação, palpação dos pontos de acupuntura e análise dos sintomas e sinais, o acupunturista identifica os desequilíbrios energéticos e determina quais pontos de acupuntura devem ser usados para restabelecer o fluxo de *Qi* e promover a saúde. Existem centenas de pontos de acupuntura no corpo, cada um com funções específicas e interações com os meridianos e órgãos correspondentes. O acupunturista seleciona os pontos a serem estimulados com base nas necessidades individuais do paciente e nos padrões energéticos observados. A escolha dos pontos de acupuntura e sua combinação depende de vários fatores, como a condição de saúde, sintomas específicos, história médica e constituição do paciente. O acupunturista utiliza sua expertise e experiência para criar um plano de tratamento personalizado que visa reequilibrar o sistema de energia vital do paciente (Chonghou, 1993).

Formas adaptadas de ensaios clínicos têm demonstrado que a acupuntura tem um efeito benéfico em diferentes doenças: dor cervical crônica, dor crônica (inferior) nas costas, cotovelo de tenista, osteoartrite do joelho, infarto do miocárdio, enxaqueca, dor de dente, náuseas e vômitos após uma operação, trabalho de parto difícil e mau posicionamento do feto (Birch, Hesselink, Jonkman, Hekker, & Bos, 2004). Além disso, a acupuntura ajuda muitas vezes a aliviar os sintomas de doenças crônicas. Muitas vezes, o paciente dorme melhor, sente-se mais relaxado, menos cansado e tem mais energia, o que resulta em uma melhor qualidade de vida.

A acupuntura é uma terapia multifacetada e multimodal. Pode combinar muitas ideias e teorias diferentes com a aplicação clínica dessas teorias no diagnóstico e tratamento, selecionadas entre uma gama de técnicas de "acupuntura" muito diferentes (Birch, & Felt, 1999). É prudente não abordar a acupuntura como se fosse uma única terapia simples em torno da qual há consenso de especialistas, mas sim como uma intervenção complexa (Medical Research Council, 2000). Um dos desafios que a pesquisa em acupuntura enfrenta é o desenvolvimento de métodos apropriados que sejam capazes de captar e investigar essa complexidade (Verhoef, Lewith, Ritenbaugh, Boon, Fleishman, & Leis, 2005). Outro desafio importante é o desenvolvimento de uma compreensão mais completa da natureza da acupuntura, incluindo a diversidade inerente derivada de suas raízes filosóficas e culturais.

2.3.1 Acupuntura na visão ocidental

Faz muito tempo que o mundo ocidental demonstrou interesse pela acupuntura. Embora ainda haja muito ceticismo, a Organização Mundial da Saúde (OMS) reconheceu que a acupuntura funciona para muitas doenças (OMS, 2007). Mas dentro do padrão da ciência ocidental, quais são as evidências científicas para a acupuntura? Numerosos estudos clínicos são publicados mostrando que a acupuntura é eficaz para várias doenças. Pouco se sabe sobre os mecanismos biológicos exatos de funcionamento da acupuntura. Do ponto de vista da Medicina Ocidental, existem várias teorias para explicar como a acupuntura funciona.

A acupuntura é baseada em picar (punção) uma agulha (*acus*) dentro e através da pele em locais específicos (pontos de acupuntura). Isso leva a diferentes reações biológicas no corpo, que podem ser objetivamente medidas. Essas reações podem ser observadas no ponto puncionado, por exemplo, vermelhidão, diminuição da resistência da pele, mas também distal do ponto, como nos nervos e no cérebro (Kuo, 2004); ela afeta todos os tipos de funções do órgão, tais como frequência cardíaca, pressão arterial, evacuações, ação do sistema nervoso autônomo, liberação de hormônios no sangue e substâncias químicas no cérebro (Ouyang & Chen, 2004).

Grande parte da evolução e desenvolvimento iniciais da acupuntura foi baseada em profissionais que coletaram suas próprias experiências durante sua vida clínica e aprenderam com ela, e transmitiram essas informações para seus alunos como sua sabedoria. A perspectiva de objetividade subjacente à abordagem científica não se desenvolveu na Ásia até que foi gradualmente importada do Ocidente após o século XVII (Birch & Felt, 1999). Isso não quer dizer que a acupuntura não tenha seguido uma abordagem sistemática ao fazer observações e depois desenvolver teorias baseadas nessas observações, mas o fez com empirismo e respeito à sabedoria do médico experiente.

Hoje se fala em "medicina baseada em evidências" como ajudando a fornecer um atendimento médico padronizado baseado em pesquisa. Paralelamente, pode-se falar da acupuntura como "medicina baseada na experiencia", apoiando-se no uso sistemático de observações empíricas e pragmáticas.

A acupuntura desenvolveu-se na China principalmente sob influências filosóficas confucionistas e taoístas. Os processos culturais históricos asiáticos e seus contextos filosóficos e culturais primários foram baseados em uma visão de mundo muito diferente daquela que predomina hoje no pensamento científico ocidental (Birch & Felt, 1999). Características importantes desses processos de pensamento do Leste Asiático eram ver o corpo e a mente como necessariamente interconectados e inseparáveis, e ver as conexões e interações de tudo como tão ou mais importantes do que os elementos individuais de uma doença ou processo patológico. No pensamento científico moderno, frequentemente, mas não invariavelmente, considera-se as minúcias de patologias específicas baseadas em órgãos como primárias devido ao domínio do dualismo cartesiano mente-corpo e do pensamento reducionista (Birch & Felt, 1999). Estas são generalizações úteis, pois destacam alguns dos desafios que os pesquisadores enfrentam (Birch, Hesselink, Jonkman et al., 2004; Birch & Felt, 1999).

Dadas essas importantes diferenças filosóficas e culturais entre as formas ocidentais de abordar e compreender o corpo e as abordagens mais baseadas historicamente da Ásia, podemos esperar encontrar desafios importantes que nos confrontam ao investigar a acupuntura.

Do ponto de vista científico ocidental, embora muitos estudos tenham documentado os efeitos da acupuntura, ainda não existe uma explicação completa de como a acupuntura funciona dentro da estrutura da medicina ocidental. Os estudos têm demonstrado que a acupuntura pode ter efeitos analgésicos, anti-inflamatórios e reguladores do sistema nervoso, entre outros. No entanto, a compreensão exata dos mecanismos pelos quais a acupuntura funciona ainda está em debate (Lewith, 1984).

Algumas teorias atuais mais conhecidas para explicar como a acupuntura afeta o corpo, são:

> Condução de sinais eletromagnéticos - Evidências sugerem que os pontos de acupuntura são condutores estratégicos de sinais eletromagnéticos. Estimular esses pontos dá aos sinais eletromagnéticos a capacidade de ficar para trás a uma taxa maior do que o normal. Esses sinais podem iniciar o fluxo de bioquímicos que removem a dor, como

endorfinas, ou liberar células do sistema imunológico para certas partes do corpo (Pereira, 2005; Lin, 2006; Povolny, 2008).

Ativação do sistema opiáceo natural do corpo Pesquisas consideráveis apoiam as alegações de que a acupuntura libera opiáceos, substâncias químicas que ocorrem sinteticamente ou naturalmente no cérebro, pois podem reduzir a dor ou induzir o sono. Essas substâncias químicas podem explicar os efeitos analgésicos da acupuntura (Moura, Iunes, Ruginsk, Souza, Assis, & Chaves, 2018). Alguns estudos sugerem que a estimulação dos pontos de acupuntura pode desencadear a liberação de neurotransmissores, como endorfinas e serotonina, que podem ter efeitos analgésicos e de bem-estar. Além disso, a acupuntura pode modular a atividade do sistema nervoso central e periférico, afetando a transmissão de sinais de dor e promovendo a homeostase. Outras teorias propõem que a acupuntura pode influenciar o fluxo sanguíneo, a atividade elétrica dos tecidos e a liberação de substâncias bioquímicas locais, como citocinas e fatores de crescimento. Essas respostas fisiológicas podem contribuir para os efeitos terapêuticos observados (Ludemberg, 1993; Ristol, 1997; Wu, 1990; Pereira, 2005; Huang, 2022).

Estimulação do hipotálamo e glândula pituitária. Unidos na base do cérebro, o hipotálamo e a glândula pituitária são responsáveis por muitas funções do corpo. O hipotálamo ativa e controla parte do sistema nervoso, o processo endócrino e muitas funções do corpo, como sono, regulação da temperatura e apetite. A glândula pituitária fornece alguns dos hormônios mais necessários pelo corpo. A estimulação dessas glândulas pode gerar um amplo espectro de efeitos em vários sistemas do corpo (Wang, Zhang, & Qie, 2014; Liu, Zheng, Wu, Wang, Qin, Zhao, Xi, & Wan, 2019).

Alteração na secreção de neurotransmissores e neuro-hormônios. Estudos têm sugerido que a acupuntura pode alterar a química cerebral de forma positiva. Isso é conseguido alterando a liberação de neurotransmissores (bioquímicos que estimulam ou inibem os impulsos nervosos) e neuro-hormônios (substâncias químicas que ocorrem naturalmente em um órgão, que podem alterar a estrutura, função ou impacto em sua atividade) (Morey, 1988; Yu, Liu, Gao, Liu, Li, & Ben, 2011).

Vários estudos têm sido realizados para investigar a relação entre pontos de acupuntura chineses e vasos sanguíneos e linfáticos e nervos na medicina ocidental (Saint, 2020). Esses estudos têm se concentrado principalmente nos efeitos da acupuntura no sistema nervoso, no fluxo sanguíneo e no sistema linfático.

Efeitos no sistema nervoso – Vários estudos têm sido realizados para investigar os efeitos da acupuntura no sistema nervoso. Um estudo constatou que os pontos de acupuntura estão localizados próximos às fibras nervosas, sugerindo que a estimulação dos pontos de acupuntura poderia ter um efeito sobre o sistema nervoso (Zhang, 2020). Além disso, alguns estudos têm demonstrado que a estimulação de pontos de acupuntura pode levar à liberação de neurotransmissores, que poderiam afetar o fluxo sanguíneo e linfático (Fan, Yang, Wang, Huang, Lin, Wang et al., 2020).

Efeitos sobre o fluxo sanguíneo – Estudos também mostraram que a acupuntura pode ter um efeito sobre o fluxo sanguíneo. Um estudo constatou que a estimulação de pontos de acupuntura pode levar a um aumento do fluxo sanguíneo para a área (Takayama, Watanabe, Kusuyama, Nagase, Seki, Nakazawa, & Yaegashi, 2012; Zhang, 2020). Além disso, estudos têm demonstrado que a acupuntura pode reduzir a inflamação, o que pode levar à melhora do fluxo sanguíneo (Li, Guo, Gong, Zhang, Fan, Yao et al., 2021; Zhang, 2020; Zhao, 2020).

Efeitos no sistema linfático – Estudos também mostraram que a acupuntura pode ter um efeito sobre o sistema linfático. Um estudo constatou que a estimulação de pontos de acupuntura pode levar a um aumento da drenagem linfática, o que pode ajudar a reduzir o inchaço e a inflamação. Além disso, estudos têm demonstrado que a acupuntura pode reduzir a inflamação e o inchaço, o que pode melhorar a drenagem linfática (Cassileth, Van Zee, Yeung, Coleton, Cohen, Chan et al., 2013; Zhou, 2020).

Apesar dessas evidências, ainda não existe um consenso científico completo sobre os mecanismos exatos pelos quais a acupuntura atua. A complexidade da acupuntura e a natureza multifacetada dos seus efeitos tornam desafiador para a ciência ocidental compreender completamente os seus fundamentos. É essencial reconhecer que, apesar de a ciência ocidental ainda estar em busca de uma explicação completa, a acupuntura tem sido amplamente praticada e valorizada por suas contribuições para o cuidado da saúde em muitas culturas ao longo dos séculos. A experiência clínica e os resultados observados pelos profissionais e pacientes continuam a impulsionar sua utilização e pesquisa (Lewith, 1985).

2.3.2 Filosofia da acupuntura

Empregada como uma das muitas intervenções terapêuticas na Medicina Tradicional Chinesa, acreditava-se que a acupuntura tradicionalmente funcionava mantendo e equilibrando o fluxo de Qi no corpo humano.

A teoria subjacente à acupuntura baseia-se na compreensão dos meridianos, que são canais de energia (*Qi*) que percorrem o corpo. Como já falado, o *Qi* é a energia vital que flui através dos meridianos, nutrindo e mantendo o funcionamento adequado dos órgãos e tecidos do corpo. O *Qi* é considerado a base da vida e está intimamente ligado às funções físicas, mentais e emocionais do indivíduo (Blakeway, 2019).

Os meridianos são como um sistema de canais que conectam diferentes partes do corpo, incluindo órgãos, músculos, ossos, articulações e tecidos. Esses canais formam um complexo sistema de comunicação energética que permite que o *Qi* flua de forma contínua e equilibrada. O *Qi* flui pelos meridianos, mantendo o equilíbrio e a harmonia do corpo. Quando o fluxo de *Qi* é obstruído ou desequilibrado, surgem doenças e desconfortos. Os pontos de acupuntura estão localizados nos meridianos e podem ser estimulados para regular e equilibrar o fluxo de *Qi*, restaurando a saúde (Wang & Robertson 2022).

Os pontos de acupuntura são pontos específicos ao longo do corpo onde se acredita que o *Qi* esteja concentrado, e acredita-se que, estimulando esses pontos com agulhas, o fluxo de *Qi* pode ser melhorado, proporcionando alívio dos sintomas de doenças e promovendo bem-estar. A teoria do *Qi* não é aceita pela medicina ocidental, mas a acupuntura ainda é amplamente praticada no Ocidente. É frequentemente usado em conjunto com a medicina ocidental para tratar uma variedade de doenças e condições (Lewith, 1984).

2.3.3 Meridianos

De acordo com a MTC existe uma rede hierárquica chamado sistema meridiano existente em nosso corpo, que inclui três classes: meridianos, colaterais e subcolaterais. O termo meridiano ou meridianos é apenas um símbolo para representar todo o sistema internacionalmente. A parte principal do sistema são os diferentes tamanhos de canais, canais meridianos, canais colaterais e canais subcolaterais. Existem 14 canais meridianos (canais principais) distribuídos longitudinalmente no corpo humano, enquanto os colaterais e subcolaterais são canais ramificados menores que se estendem dos canais meridianos que têm muito mais quantidade do que os canais meridianos (Bai, Wang, Wu, Dai, Sha, Yew et al., 2011; Xutian, Zhang, & Louise, 2009).

Ao longo dos meridianos, estão localizados os pontos de acupuntura, que são pontos específicos onde o *Qi* pode ser acessado e influenciado. Cada ponto de acupuntura possui características únicas e está relacionado a funções específicas do corpo. Estimulando esses pontos de acupuntura, é possível regular o fluxo de *Qi* nos meridianos, equilibrar as energias e promover a cura.

Como substância essencial e energia do corpo, o *Qi* flui nos canais e pode se espalhar por todos os órgãos e tecidos e não pode estar ausente em qualquer lugar. Realmente o *Qi* e o Sangue são duas substâncias separadas e fluem em canais diferentes: Canal de Sangue e Canal de *Qi*. O sangue flui em vaso que é coincidente com o vaso sanguíneo, enquanto os grandes vasos sanguíneos não estão totalmente distribuídos ao longo das linhas meridianas de acordo com a anatomia. O *Qi*, principalmente o *Wei-Qi*, flui nos interespaços dos músculos ou nos interstícios entre diferentes tecidos, como ossos, músculos e vasos, que são distribuídos principalmente longitudinalmente em nosso corpo. Xie, Li e Zhang (2009) publicaram o estudo anatômico dos interespaços dos músculos em que todas as 14 linhas meridianas estão localizadas no tecido conjuntivo entre os interespaços dos músculos. Langevin e Yandow (2002) estudaram a relação entre meridianos e tecido conjuntivo utilizando um aparelho de ultrassom e obtiveram resultado semelhante. Tais interstícios longitudinais seguindo os meridianos foram chamados de "interstícios meridianos" por Zhang (2000), que são considerados um conceito importante na MTC.

A compreensão dos meridianos e do fluxo de *Qi* é fundamental para o diagnóstico e tratamento na acupuntura. Durante uma sessão de acupuntura, o acupunturista seleciona os pontos de acupuntura com base na condição específica do paciente e no desequilíbrio energético identificado. A estimulação desses pontos visa desbloquear o fluxo de *Qi*, tonificar ou dispersar energia conforme necessário e restaurar o equilíbrio energético (Maciocia, 2021).

Hoje se sabe que essa energia pode ser entendida no ser humano como a bioeletricidade que existe no nível celular, ou seja, a eletricidade que é produzida pelas menores unidades que existem no corpo humano: as células. Esta bioeletricidade é essencial para a existência da vida e a realização de todos os processos fisiológicos e químicos que existem, não só no corpo físico, mas também a nível emocional (Zhang, Yu, Zhao, Zhou, & Gai, 2021).

Os meridianos ou canais são o sistema pelo qual a energia chega às diferentes partes do corpo e, assim, a nutre, permitindo sua existência. A Medicina Tradicional Chinesa é responsável por regular o fluxo dessa energia, fazendo com que ela circule normalmente, já que nos casos há bloqueios, ou transportando a energia de um determinado canal ou meridiano para outro, quando seu fluxo não é homogêneo. Uma dor nada mais é do que um bloqueio energético, ou seja, um local onde a energia não circula livremente e que através do uso de pontos específicos nos caminhos dos meridianos podemos desbloquear reativando sua circulação normal e libre. Os tratamentos de acupuntura devem melhorar o fluxo de energia através da rede de meridianos (Bensoussan, 1994).

Outro conceito relacionado ao meridiano é o acuponto. O acuponto, chamado *Jie* (Articulação) não é qualquer tecido entitativo como pele, músculo, tendão ou osso, mas as entradas por meio das quais o *Qi-* entra ou sai dos canais meridianos (Wang, 2000). Para 365 acupontos em 14 meridianos, existem 365 subcolaterais ligadas aos 14 canais meridianos. As articulações entre os subcolaterais e meridianos são apenas a localização dos acupontos.

Há também estruturas adicionais, incluindo o meridiano da pele que não tem estrutura semelhante a um canal. Os tendões musculares consistem em uma série de músculos e tendões que estão ligados uns aos outros para formar 12 tendões meridianos ao redor dos canais meridianos. Existem 12 meridianos de pele onde se distribuem muitas subcolaterais provenientes do canal meridiano. O meridiano e o meridiano da pele não são responsáveis pelo fluxo de *Qi-*, mas podem influenciar e suportar o fluxo. O sistema esquelético em nosso corpo também está relacionado aos meridianos. Ossos longos e articulações foram usados para determinar os meridianos e podem ser considerados como uma estrutura de suporte dos meridianos também (Maurer, Nissel, Egerbacher, Gornik, Schuller, & Traxler, 2019).

Eles circulam em um nível muito externo no corpo, entre a epiderme e a fácies muscular. Eles nutrem os músculos e ligamentos e são utilizados principalmente na realização de massagens terapêuticas, já que estando no estrato externo do corpo são acessíveis por meio de acupressão ou massagem da área externa. Eles não possuem nenhum tipo de conexão com os principais órgãos e vísceras do corpo (os meridianos principais e distintos). Através deles circula a energia defensiva do corpo (*Wei Qi*).

Os números dos meridianos, 11,12 ou 14, são apenas coincidentes com o número de vísceras ou correspondem aos números da numerologia chinesa. Deve-se enfatizar que meridiano, colateral e subcolateral não são conceitos anatômicos, mas conceitos de graduação que podem mudar para os conceitos anatômicos somente quando se combinam com as estruturas entitativas, isto é, vaso, interstício, músculo, pele e assim por diante. Os números de tais estruturas anatômicas não se limitam, na verdade, ao número de meridianos (Chang, 2013).

A teoria dos meridianos permite utilizar na prática pontos de acupuntura cujo conhecimento é resultado de experimentações e observações clínicas milenares. No entanto, hoje é possível reconhecer o caminho dos meridianos não apenas a partir de escritos e descrições antigas, mas por meio de diferentes medidas com tecnologia moderna. Por exemplo, ele pode ser medido pela diferença de potenciais elétricos de diferentes áreas do corpo. A emissão de fótons produzidos pelo corpo humano também tem sido estudada, onde nas áreas de pontos de acupuntura em pessoas saudáveis uma maior emissão de fótons pode ser detectada neles. Graças à tecnologia moderna, também hoje é reconhecida a existência de diferentes níveis e profundidades de meridianos ou canais de energia que ainda são desconhecidos em funcionamento e utilidade, por isso na área da anatomia da acupuntura e apesar de tantos anos de história, ainda há muito a descobrir (Li, 1992).

2.2.3.1 O meridiano da Bexiga e sua influência na lombar

De uma perspectiva ocidental, a bexiga é simplesmente um reservatório para armazenar e excretar urina. No entanto, na MTC, a bexiga não é apenas responsável pela coleta e excreção da urina, mas também pela sua produção (Kaptchuk, 2000). Diz-se que a bexiga recebe líquidos do intestino delgado e os transforma em urina usando *yang Qi* do rim (Maciocia, 2015). Na MTC, a função de cada órgão yang está inextricavelmente ligada à de seu parceiro yin; neste caso, o Rim. O rim é comumente considerado como o órgão mais importante do corpo; governando o nascimento, o crescimento, a reprodução e o envelhecimento. É responsável por armazenar nosso *jing* ou "essência" que é a força motriz por trás da função de todos os outros órgãos e essencial para a própria vida (Maciocia, 2015).

O canal da bexiga é o meridiano mais longo do corpo, com um total de 67 pontos. Inicia-se pelo canto interno do olho, subindo e descendo pelo topo da cabeça, descendo pela superfície dorsal do tronco e membro inferior, terminando na borda externa do dedinho do pé (Figura 1).

Figura 1 – Meridiano da Bexiga

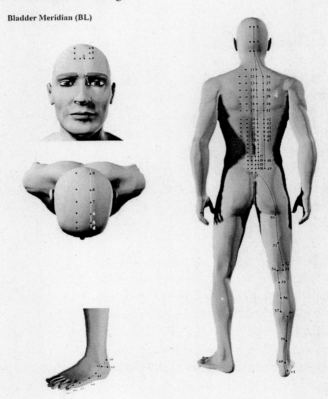

Fonte: (Chiro, 2007)

O meridiano vesical é frequentemente utilizado pelos fisioterapeutas no tratamento de cefaleias, dores na coluna vertebral e distúrbios dos membros inferiores devido ao seu trajeto através da musculatura paraespinhal e posterior dos membros inferiores. Os pontos no meridiano da bexiga, no entanto, não são apenas úteis do ponto de vista musculoesquelético, mas podem ser usados para uma série de doenças, desde distúrbios oculares até bebês que se transformam em bebês (Deadman, AL-Khafaji, & Baker, 2007).

Um desequilíbrio do meridiano da bexiga pode causar dor lombar ou fraqueza na região lombar, bem como problemas urinários. Um desequilíbrio do meridiano da bexiga também pode causar medo ou teimosia.

Entender as relações entre órgãos e meridianos a partir de uma perspectiva da MTC pode ajudar a explicar algumas indicações pontuais, que inicialmente podem parecer obscuras. Na MTC, cada um dos doze meridianos principais está organizado em camadas pareadas, conhecidas coletivamente como os seis caos. Essas camadas variam em profundidade e podem ser pensadas como o mecanismo de proteção do corpo (Hopwood, 2004). O meridiano da bexiga, juntamente com o intestino delgado, compreende a camada mais externa conhecida como Tai Yang. É interessante notar que a coluna vertebral é o local mais comum para dor musculoesquelética, o que é perfeitamente lógico de uma perspectiva de seis caos. O BL62 é considerado um ponto particularmente útil para expulsar o vento e dispersar a dor ao longo do canal vesical, especialmente quando combinado com SI3 (Pirog, 1996).

Suas características: Elemento: Água; Direção: Norte; Temporada: inverno; Clima: Frio; Cultivo: Hibernar; Órgão do Sentido: Ouvidos; Sentido: Audição; Tecido: Ossos; Emoção positiva: gentileza; Emoção negativa: medo; Sabor: Salgado; Cor: Preto Profundo; Som: Gemendo; Cheiro: Pútrido; Horário: 15h – 17h; Oposto: Pulmão; Yin/Yang: Yang; Direção do fluxo: para baixo; Origem/Fim: Rosto a Pé; Número de pontos de acupuntura: 67.

Teorias recentes têm se concentrado em explorar as semelhanças entre meridianos e planos do tecido conjuntivo. O meridiano da bexiga segue de perto a linha traseira superficial da fáscia, conforme detalhado por Myers (2021). As dissecações de Myer (2011) detalham pontos ou estações ao longo dessa linha de fáscia onde o tecido conjuntivo se liga ao osso. Pearce (2013) traçou paralelos com esses sítios de ligação e pontos-chave da acupuntura, sugerindo que o agulhamento destes poderia ter benefícios terapêuticos tanto local quanto distalmente ao longo do plano conjuntivo. A teoria das "estações" de Myer poderia ajudar a explicar algumas das indicações tradicionais do ponto do canal da bexiga. Por exemplo, BL 39 apenas medial ao bíceps femoral na fossa poplítea também é um sítio de ligação fascial. Na MTC, a LB39 é indicada para aperto no membro inferior e dificuldade de flexão da coluna lombar (Deadman et al., 2007). O agulhamento aqui pode não apenas melhorar o movimento alterando segmentarmente qualquer dor, mas também pode ter efeitos mecânicos no plano fascial como um todo.

2.3.4 Os pontos de acupuntura

Dentro do caminho dos meridianos existem pequenas áreas geográficas exatas e iguais em todos nós, onde a condutividade elétrica é maior. Essa condutividade cria um túnel ou caminho que vai diretamente para os meridianos, permitindo gerar uma influência no seu fluxo de energia que varia de acordo com a sua localização. Esses locais exatos são chamados de "pontos de acupuntura". A localização dos pontos de acupuntura deve ser precisa, até o milímetro. Se não for usado exatamente, é provável que o efeito esperado também não seja alcançado. Por esse motivo, o conhecimento dos pontos exige muitos anos de estudo e prática. Atualmente, cerca de 1.200 pontos são reconhecidos. Cada um deles com sua própria funcionalidade. Além disso, é possível gerar diferentes efeitos utilizando combinações entre eles, o que certamente exemplifica a enorme complexidade do sistema energético da acupuntura (Maciocia, 2015).

Durante uma sessão de acupuntura, o acupunturista realiza uma avaliação completa do paciente, incluindo histórico médico, sintomas, exame físico e diagnóstico de acordo com os princípios da MTC. Com base nessa avaliação, o acupunturista seleciona os pontos de acupuntura apropriados para estimular e equilibrar o *Qi*.

Uma sessão típica de acupuntura envolve os seguintes passos (Auteroche & Navailh, 1992):

Avaliação inicial: O acupunturista realizará uma avaliação inicial do paciente, que pode incluir uma entrevista detalhada sobre histórico médico, sintomas, estilo de vida e outros fatores relevantes para o diagnóstico. Essa avaliação ajuda o acupunturista a compreender a condição do paciente e a desenvolver um plano de tratamento adequado.

Preparação: O paciente será solicitado a deitar-se confortavelmente em uma maca ou uma cadeira reclinável. É importante vestir roupas soltas e confortáveis para permitir o acesso aos pontos de acupuntura. O acupunturista garantirá um ambiente tranquilo e relaxante para a sessão.

Seleção dos pontos de acupuntura: Com base na avaliação inicial, o acupunturista escolherá os pontos de acupuntura a serem estimulados. Os pontos de acupuntura podem estar localizados em várias partes do corpo, dependendo da condição a ser tratada. O acupunturista pode selecionar pontos em diferentes meridianos para equilibrar o fluxo de energia (Qi) e tratar o desequilíbrio.

Inserção das agulhas: O acupunturista utilizará agulhas de acupuntura estéreis e descartáveis para inserir cuidadosamente as agulhas nos pontos selecionados. As agulhas são geralmente muito finas e a inserção é geralmente indolor ou causa apenas uma sensação leve e temporária.

Estimulação dos pontos: Após a inserção das agulhas, o acupunturista pode realizar técnicas adicionais de estimulação nos pontos de acupuntura. Isso pode incluir girar ou vibrar levemente as agulhas, aplicar calor (moxabustão) ou utilizar estímulos elétricos suaves.

Permanência das agulhas: As agulhas geralmente permanecem no local por cerca de 15 a 30 minutos. Durante esse tempo, o paciente pode relaxar, fechar os olhos e desfrutar de um ambiente tranquilo. Alguns acupunturistas podem recomendar

> técnicas de respiração profunda ou relaxamento para melhorar os efeitos terapêuticos.
>
> Remoção das agulhas: Após o tempo adequado, o acupunturista removerá cuidadosamente as agulhas. A remoção é geralmente indolor.
>
> Recomendações adicionais: Após a sessão, o acupunturista pode fornecer recomendações adicionais para o paciente, como mudanças na dieta, exercícios específicos, fitoterapia ou práticas de autocuidado para complementar o tratamento de acupuntura.

O número de sessões necessárias varia dependendo da condição do paciente. Alguns pacientes podem experimentar alívio imediato após uma única sessão, enquanto outros podem precisar de várias sessões regulares para obter resultados significativos e duradouros. É importante destacar que cada sessão de acupuntura é adaptada às necessidades e condições individuais do paciente. Os acupunturistas seguem práticas de higiene rigorosas, utilizando agulhas estéreis descartáveis para garantir a segurança do paciente.

A acupuntura é conhecida por seu efeito analgésico, mas também é usada para tratar uma ampla variedade de condições, como distúrbios digestivos, dores musculoesqueléticas, problemas respiratórios, doenças neurológicas, distúrbios do sono, estresse, ansiedade, entre outros.

De uma perspectiva científica moderna, a noção chinesa de *Qi* e meridianos não foi documentada com as tecnologias atuais. A premissa básica da acupuntura, em termos simplificados, é que a estimulação em um local do corpo tem efeito em outro local mais distante. Talvez em um nível mais profundo, uma segunda premissa da teoria da acupuntura é que a patologia interna pode ser diagnosticada e tratada com avaliação e estimulação de superfície, aproveitando os reflexos somatovisceral e viscerossomático. A fundamentação dessas hipóteses tornou-se mais plausível com o crescimento da compreensão da neuroanatomia do processamento da dor (Auteroche & Navailh, 1992).

A relação entre os pontos de acupuntura chineses e os vasos sanguíneos e linfáticos e nervos na medicina ocidental tem sido estudada extensivamente nas últimas décadas, e há uma grande quantidade de evidências que sugerem que há de fato uma conexão entre os dois. Por exemplo, estudos mostraram que os pontos de acupuntura estão localizados próximos às fibras nervosas, sugerindo que a estimulação dos pontos de acupuntura poderia ter um efeito sobre o sistema nervoso. Além disso, estudos mostraram que a estimulação de pontos de acupuntura pode levar à liberação de neurotransmissores, que podem afetar o fluxo de sangue e linfa (Maciocia, 2015).

2.4 Acupuntura e Lombalgia Crônica

Na perspectiva da Medicina Tradicional Chinesa (MTC), a lombalgia crônica é frequentemente associada a um desequilíbrio no fluxo de Qi (energia vital) e de outros fatores energéticos nos meridianos e órgãos relacionados. Como já mencionado, o Qi é basicamente a energia que circula por todo o seu corpo. Qi é Yang na natureza e é responsável pela animação da forma humana. O Qi viaja através dos 12 meridianos (canais) muito parecido com o sangue através dos vasos. A medicina chinesa trabalha para garantir que o Qi seja capaz de se mover livremente, que esteja se movendo na direção correta e que haja uma disponibilidade abundante de Qi. Se o Qi não se mover livremente através dos canais, a dor pode se desenvolver (Blakeway, 2019).

De acordo com a MTC, a lombalgia crônica pode ser causada por diferentes fatores, como estagnação do Qi, deficiência de Qi, estagnação de sangue, bloqueio dos meridianos ou desequilíbrios entre os órgãos internos. Esses desequilíbrios energéticos podem levar à dor e à disfunção na região lombar:

Estagnação do Qi: A estagnação do Qi ocorre quando o fluxo de energia nos meridianos é obstruído ou bloqueado. Na lombalgia crônica, a estagnação do Qi pode ser resultado de tensão muscular, postura inadequada, lesões passadas, estresse emocional ou outros fatores. Essa estagnação do *Qi* pode levar à dor e rigidez na região lombar (Sherman, Cherdin, & Hogeboom, 2001; Hogeboom, Sherman, & Cherkin, 2001; Zhou, Wang, Chen, Wu, Jiao, & He, 2022; Zhu, Arsovska, & Kozovska, 2018).

Existem duas causas principais de estagnação sanguínea; uma delas é que houve algum trauma local. Isso pode ser causado por trabalho pesado, lesão de um esporte ou talvez até mesmo um acidente automobilístico. Qualquer trauma específico nas costas dará origem ao que chamamos de Estagnação de Sangue. O princípio de tratamento é o mesmo que com a Estagnação do *Qi*. Estagnação sanguínea é a inflamação local, hematomas e sangue roxo espesso que é encontrado no local do trauma. A outra causa da Estagnação do Sangue é uma longa história da Estagnação do *Qi*. Diz-se que o *Qi* move o Sangue. Se o *Qi* permanecer estagnado por tempo suficiente, então os fluidos corporais locais que deveriam estar fluindo começam a estagnar também (Sherman, Cherkin, & Hogeboom, 2001).

2.4.1 Estagnação do Qi do fígado causando dor lombar

Também pode haver um componente emocional nesta patologia em particular; por exemplo, uma longa história de frustração, ressentimento ou alguma outra patologia emocional realmente amarga pode levar à estagnação do *Qi* Hepático. Como se vê, o Fígado governa sobre o movimento do *Qi* em todo o corpo. Todos nós ficamos frustrados de vez em quando e isso pode dar origem ao tipo de dor nas costas *Qi* Stagnation, mas se continuar por tempo suficiente os músculos se tornam mais apertados e mais reativos. Neste caso, o corpo começa a manifestar essa estagnação na forma de caroços, tumores, dores agudas ou outros problemas de circulação sanguínea (Lu, Shi, Zhou, Fu, Duan, & He, 2023).

Com a patologia deficiente renal, a dor lombar não está necessariamente relacionada à síndrome do impacto do nervo, mas pode ser devido à fraqueza da parte inferior das costas. A deficiência de Yin tende a incluir dor lombar que é um problema a longo prazo sem história de trauma; só começou a doer um dia e nunca mais foi embora. Dito isso, é importante entender que a Deficiência Renal de longa data pode produzir fraquezas que tornam a pessoa suscetível a lesões e traumas. Outros sintomas da deficiência de Yin incluem ondas de calor, suores noturnos, zumbido, irritabilidade, inquietação e a sensação de que suas mãos e pés estão muito quentes. Tônicos à base de plantas são consistentes com as estratégias da MTC de reforçar o Sistema de Órgãos Energéticos Renais para tratar a causa raiz da dor (Ling, 2020).

Uma deficiência de Yang renal também pode dar origem a dor lombar. Outros sintomas da deficiência de Yang renal seriam diarreia matinal, mãos e pés frios, falta de energia, rosto pálido, perda auditiva, sensação de frio o tempo todo, micção frequente, baixa libido (Aszar, Imandiri, & Mustika, 2020).

Desequilíbrios dos órgãos internos: Na MTC, os órgãos internos são considerados responsáveis por diferentes funções e emoções, e seus desequilíbrios podem afetar o Qi e a saúde geral. Por exemplo, um desequilíbrio no Rim ou no Fígado pode estar relacionado à lombalgia crônica. Esses desequilíbrios podem envolver deficiências ou excessos energéticos nos órgãos, afetando a saúde da região lombar (Lim, Ma, Berger, & Litscher, 2018).

2.4.2 Estratégias naturais de dor lombar

A típica de analgésicos são drogas que bloqueiam os sinais de condução nervosa para o cérebro; os tratamentos naturais da dor funcionam de forma muito diferente e iniciam de forma ideal a verdadeira cura e o alívio a longo prazo da dor. A medicina chinesa reconhece estas causas comuns de dor lombar (Maciocia, 2021):

1. **Trauma** – devido a um acidente de carro, levantamento inadequado, ou tensões, é a causa mais comum de dor lombar e resulta em estagnação do sangue, estagnação de *Qi* e inflamação. Este tipo de dor lombar é aguda, e é

tipicamente aguda e severa na natureza, especialmente nos estágios iniciais.

2. **Deficiência** – Excesso de trabalho, maus hábitos de vida e envelhecimento levam a "Deficiências Renais" na medicina chinesa. Esta condição é tipicamente crônica na natureza com dor maçante e dolorida e progride gradualmente. Outros sintomas de deficiência renal, como dor no joelho, zumbido, frieza e baixa energia, também podem se apresentar com esse tipo de dor lombar. Este é provavelmente o aspecto mais importante para alcançar o alívio verdadeiro e duradouro da dor lombar. Ervas tônicas renais chinesas podem ser tomadas ao longo de um número de meses para restaurar a vitalidade e força naturalmente. O conceito de Órgãos na Medicina Tradicional Chinesa é radicalmente diferente daquele da medicina ocidental contemporânea. Entender essa diferença é muito importante, pois a fisiologia e patologia dos Órgãos é fundamental para o entendimento e tratamento das doenças.

3. **Invasões externas** – Na medicina chinesa, fatores ambientais podem ter um efeito dramático em nossa saúde, especialmente se estivermos abatidos. Muitas pessoas reconhecem que suas síndromes de dor são exacerbadas com o tempo frio ou úmido. Este tipo de dor lombar é muitas vezes maçante, dolorido e pesado na natureza, melhorando com o calor.

Muitas vezes, aqueles com dor lombar têm uma combinação de todas as três causas; alguém com as costas fracas por deficiência seria mais suscetível a lesões. Da mesma forma, se suas costas estivessem machucadas e fracas, você estaria mais suscetível a uma invasão externa de frio e umidade.

2.4.3 Estratégias de Cura da Dor Lombar na Medicina Chinesa

2.4.4 Estimulando o fluxo livre de sangue e Qi

O sangue na medicina chinesa é semelhante ao conceito médico ocidental, pois circula nutrientes e agentes de cura no corpo. Para onde o *Qi* vai, o Sangue segue. Se o Sangue e o *Qi* de uma pessoa estiverem fluindo livremente, ela estará livre de dor; uma boa circulação sanguínea para a parte inferior das costas irá acelerar a cicatrização. Ervas naturais como Sálvia Vermelha, acupuntura, massagem e óleos essenciais como canela e alecrim melhoram a circulação sanguínea e *Qi* (Li, 1992).

Reduzir a inflamação e limpar o calor A inflamação é uma parte natural do processo de cicatrização; no entanto, o inchaço excessivo pode causar dano tecidual adicional em casos de trauma e tensão. A terapia com frio é frequentemente aplicada imediatamente após uma lesão para parar a inflamação, pois o frio é bastante restritivo. Esta qualidade restritiva das terapias frias causará aumento da estagnação do sangue e do *Qi* se for usado após as 24 horas iniciais de uma lesão. Embora as terapias frias aplicadas na parte inferior das costas, mesmo em condições deficientes, proporcionem alívio temporário da dor, elas essencialmente agravam a condição e retardam o alívio da dor lombar (Li, 1992).

2.4.5 Acupuntura para dor lombar

O objetivo da acupuntura e de outras terapias de Medicina Tradicional Chinesa no tratamento da lombalgia crônica é restaurar o fluxo de *Qi*, harmonizar os órgãos internos, promover a circulação de sangue e aliviar a dor. Por meio da estimulação dos pontos de acupuntura específicos e da aplicação de técnicas complementares, busca-se equilibrar a energia do corpo e promover a cura.

Na acupuntura, existem vários meridianos que podem ser utilizados no tratamento da lombalgia crônica. Alguns dos principais meridianos frequentemente selecionados para esse propósito, são (Sudhakaran, 2020; Montalto, Fan, Marcel, Lam, Rojas, & Whelan, 2016):

Meridiano da Bexiga (Vaso *Shao Yin* da Bexiga): O meridiano da Bexiga percorre ao longo da coluna vertebral, incluindo a região lombar. A estimulação dos pontos ao longo deste meridiano pode ajudar a aliviar a dor lombar, relaxar os músculos da região e promover o fluxo adequado de energia.

Meridiano do Rim (Vaso *Tai Yin* do Rim): O meridiano do Rim também é relevante no tratamento da lombalgia crônica, pois está diretamente relacionado à saúde dos ossos e das articulações. A estimulação dos pontos ao longo deste meridiano pode ajudar a fortalecer os rins, promover a circulação adequada de energia e aliviar a dor lombar.

Meridiano do Fígado (Vaso *Jue Yin* do Fígado): O meridiano do Fígado é frequentemente utilizado para tratar desequilíbrios emocionais e tensão muscular, que podem contribuir para a lombalgia crônica. Estimular os pontos ao longo deste meridiano pode ajudar a relaxar os músculos, aliviar o estresse e melhorar a circulação de energia.

Meridiano do Intestino Grosso (Vaso *Yang Ming* do Intestino Grosso): Embora não percorra diretamente a região lombar, o meridiano do Intestino Grosso é frequentemente utilizado na acupuntura para tratar dores e inflamações em diferentes partes do corpo. A estimulação dos pontos ao longo deste meridiano pode ajudar a liberar a estagnação de energia e promover o alívio da lombalgia crônica.

Meridiano do Triplo Aquecedor (Vaso *Shao Yang* do Triplo Aquecedor): O meridiano do Triplo Aquecedor abrange três áreas distintas do corpo e está envolvido na regulação da temperatura e da energia do corpo. A estimulação dos pontos ao longo deste meridiano pode ajudar a equilibrar o fluxo de energia, promover a circulação sanguínea adequada e aliviar a dor lombar.

Esses são apenas alguns exemplos dos meridianos utilizados na acupuntura para tratar a lombalgia crônica. É importante ressaltar que cada caso é único e o acupunturista irá avaliar individualmente a condição do paciente para determinar os pontos de acupuntura mais adequados com base no diagnóstico específico.

A acupuntura tem sido amplamente utilizada no tratamento da lombalgia crônica e oferece várias vantagens potenciais. São vantagens do uso da acupuntura nesses casos (Thomas, MacPherson, Ratcliffe, Thorpe, Brazier, & Campbell, 2005; Weiss, Quante, Xue, Muche, & Reuss-Borst, 2013):

Alívio da dor: A acupuntura é conhecida por seu efeito analgésico. Ao estimular pontos de acupuntura específicos, a acupuntura pode ajudar a reduzir a intensidade da dor lombar crônica. Isso pode ser especialmente benéfico para pessoas que desejam evitar o uso excessivo de medicamentos analgésicos ou que não respondem bem a outras abordagens de tratamento.

Abordagem holística: A acupuntura trata a lombalgia crônica de uma perspectiva holística, considerando os fatores físicos, emocionais e energéticos envolvidos na condição. Em vez de se concentrar apenas nos sintomas da dor, a acupuntura busca equilibrar a energia do corpo, fortalecer os órgãos relacionados e promover a cura em níveis mais profundos.

Mínimos efeitos colaterais: A acupuntura é considerada uma terapia segura quando realizada por um profissional treinado e licenciado. Ao contrário de muitos medicamentos para a dor, a acupuntura tem poucos efeitos colaterais significativos. Algumas pessoas podem experimentar leves hematomas ou sensações temporárias no local da inserção das agulhas, mas esses efeitos são geralmente transitórios.

Personalização do tratamento: Cada paciente é único e a acupuntura permite a personalização do tratamento de acordo com as necessidades individuais. O acupunturista irá avaliar a condição específica do paciente e desenvolver um plano de tratamento personalizado, selecionando os pontos de acupuntura mais adequados para aliviar a lombalgia crônica. Essa abordagem personalizada pode aumentar a eficácia do tratamento.

> Complementaridade com outras terapias: A acupuntura pode ser combinada com outras abordagens terapêuticas, como fisioterapia, exercícios, alongamentos e mudanças no estilo de vida, para um tratamento mais abrangente da lombalgia crônica. Essa combinação de terapias complementares pode potencializar os resultados e promover a recuperação mais rápida.

Em uma variedade de opções de tratamento dedicadas à incapacidade relacionada às costas e às consequências da dor crônica, as terapias de tratamento não invasivas chamaram mais atenção. Mudanças podem ser verificadas nas recentes diretrizes para lombalgia (Bernstein, Malik, Carville, & Ward, 2017; Qaseem, Wilt, McLean, & Forciea, 2017; Stochkendahl, Kjaer, Hartvigsen, Kongsted, Aaboe, Andersen et al., 2018). O procedimento e a operação intervencionistas são limitados ao recomendado em diretrizes, assim como a farmacoterapia, em consideração à eficácia, segurança e acessibilidade. Além disso, a intervenção não farmacológica foi recomendada como tratamento de primeira linha, que incluiu acupuntura, massagem, manipulação da coluna vertebral e ioga (Qaseem et al., 2017).

2.4.6 Técnica Tendino Muscular

A palavra *Jin* é geralmente traduzida como *sinew* ou músculo e parece incluir a ideia de músculo e tendão. O termo *jingjin* tem sido traduzido variadamente como canais *sinew*, meridianos musculares, condutos musculares e meridianos tendíno-musculares (Wang, 2006; Deadman, Al-Khafaji, & Baker, 2007; Legge, 2011).

Os meridianos tendino musculares são um dos sistemas de meridianos em que são considerados 12 linhas motoras dinâmicas que descrevem a fisiologia e a patologia dos ligamentos e músculos humanos e seus tecidos afiliados. São um sistema de meridianos na medicina tradicional chinesa (MTC) que se concentra na fisiologia e patologia dos ligamentos, músculos e tecidos associados. Esse sistema é composto por 12 linhas motoras dinâmicas que se estendem ao longo do corpo humano. Cada um dos meridianos tendino-musculares está associado a um órgão interno específico e possui uma função fisiológica e patológica relacionada a esse órgão. Esses meridianos estão envolvidos na transmissão de energia e informações entre o sistema nervoso central e as estruturas musculoesqueléticas. Os 12 meridianos tendino-musculares são os seguintes: Meridiano Tendino-Muscular do Pulmão; Meridiano Tendino-Muscular do Intestino Grosso; Meridiano Tendino-Muscular do Estômago; Meridiano Tendino-Muscular do Baço-Pâncreas; Meridiano Tendino-Muscular do Coração; Meridiano Tendino-Muscular do Intestino Delgado; Meridiano Tendino-Muscular da Bexiga; Meridiano Tendino-Muscular dos Rins; Meridiano Tendino-Muscular do Pericárdio; Meridiano Tendino-Muscular do Triplo Aquecedor; Meridiano Tendino-Muscular da Vesícula Biliar; e Meridiano Tendino-Muscular do Fígado. Cada meridiano tendino-muscular possui um trajeto específico ao longo do corpo e está associado a pontos de acupuntura que podem ser estimulados para influenciar o equilíbrio energético e promover a saúde (Inada, 2019).

Recentemente, numerosos estudos foram publicados sobre o tópico Meridian *Sinews*, especialmente para distúrbios músculo-esqueléticos correspondentes (Chen, 2016).

Os meridianos tendino-musculares desempenham um papel importante no controle dos movimentos e nas atividades do corpo humano de acordo com a medicina tradicional chinesa. Esses meridianos são considerados responsáveis pela transmissão de energia e informações entre o sistema nervoso central e as estruturas musculoesqueléticas. Quando ocorre estresse excessivo, seja por posição anormal, lesão ou outros fatores, isso pode afetar as colaterais transversais dos meridianos tendino-musculares, resultando em dor. Acredita-se que o desequilíbrio ou bloqueio da energia nesses meridianos possa levar a problemas musculares, ligamentares e articulares (Xue et al., 2009).

Os meridianos clássicos e o sistema de meridianos tendino--musculares são considerados interconectados e trabalham juntos como um sistema complexo. Eles são vistos como uma rede de canais energéticos que percorrem todo o corpo, interligando órgãos, tecidos, músculos e outras estruturas. Os meridianos clássicos, também conhecidos como meridianos principais ou *Jingmai*, são os canais de energia mais amplamente reconhecidos na MTC. Existem 12 meridianos principais que estão relacionados a órgãos específicos, como o fígado, o coração, os rins, entre outros. Esses meridianos transportam energia vital, conhecida como Qi, e estão associados a pontos de acupuntura específicos ao longo do corpo. Por sua vez, o sistema de meridianos tendino-musculares, ou meridianos *Jingjin*, concentra-se nos ligamentos, músculos e tecidos relacionados. Esses meridianos tendino-musculares são considerados mais dinâmicos e estão envolvidos principalmente no controle dos movimentos e nas atividades físicas. Embora os meridianos clássicos e os meridianos tendino-musculares sejam considerados sistemas distintos, eles se entrelaçam e se influenciam mutuamente para funcionar como um enorme órgão biológico. Essa interconexão é vista como essencial para o equilíbrio energético e a saúde geral do corpo humano na perspectiva da MTC. O conteúdo específico deste órgão biológico inclui pele, tecido muscular, tecido conjuntivo reticular, membranas de órgãos, cápsula articular, ligamentos, periósteo, coxim gorduroso, parte da estrutura das terminações nervosas e tecidos linfáticos; é um complexo justaposto de tecidos moles (Huang, 1996). A acupuntura em movimento refere-se ao músculo e à fáscia, especialmente aos músculos esqueléticos e seu tecido conjuntivo associado. O chamado "movimento" refere-se à amplitude ativa de movimentos iniciada e controlada por músculos, fáscia, articulações e ligamentos (Legge, 2015).

Os tratamentos *Jingjin* são voltados para o sistema muscular. Eles envolvem essencialmente o agulhamento dos pontos *ah shi* ao longo de cadeias ou vias de tecido miofascial. O agulhamento de pontos de acupuntura *ah shi* é comumente utilizado ao longo das cadeias ou vias de tecido miofascial. Os pontos *ah shi* referem-se a pontos sensíveis ou dolorosos encontrados ao longo dessas cadeias ou vias. Esses pontos *ah shi* podem estar relacionados a áreas de tensão, restrição ou disfunção nos tecidos musculares, ligamentos ou fasciais. Ao agulhar esses pontos, a intenção é liberar a tensão ou restrição, estimular a circulação de energia e promover a recuperação do tecido. O agulhamento dos pontos *ah shi* ao longo das cadeias de tecido miofascial é considerado uma abordagem terapêutica eficaz para tratar desequilíbrios e problemas relacionados aos músculos, ligamentos e tecidos conectivos. Essa técnica pode ser combinada com outros métodos terapêuticos da medicina tradicional chinesa, como acupuntura em pontos específicos dos meridianos clássicos, massagem, mobilizações e exercícios específicos.

A profundidade de inserção das agulhas é determinada com base nas alterações teciduais detectadas pela palpação e também levando em consideração a necessidade de proteger estruturas vulneráveis nas imediações. A palpação é uma técnica utilizada pelos profissionais de medicina tradicional chinesa para avaliar a condição dos tecidos, como músculos, ligamentos e fascia. Essa avaliação é realizada por meio da aplicação de pressão manual em áreas específicas para identificar pontos sensíveis, tensão muscular, restrições de movimento ou outras alterações. Com base nessas informações obtidas por meio da palpação, o terapeuta pode determinar a profundidade de inserção das agulhas de acupuntura. Isso pode variar de acordo com a localização dos pontos *ah shi*, a condição dos tecidos ao redor e a necessidade de evitar estruturas vulneráveis, como nervos, vasos sanguíneos ou órgãos.

Na medicina tradicional chinesa, acredita-se que anormalidades nos seios meridianos possam levar ao desenvolvimento de colaterais transversais anormais e nódulos de *sinews*, que são conhecidos como pontos *ah shi*. Esses pontos *ah shi* são áreas localizadas ao longo dos meridianos onde há sensibilidade, dor ou disfunção. De acordo com a teoria da MTC, quando há bloqueio ou desequilíbrio de energia em um meridiano, pode ocorrer a formação desses pontos *ah shi*. Esses pontos são considerados indicadores de disfunção e obstrução do fluxo de energia ao longo do meridiano correspondente.

De acordo com o Cânone Interior de Huangdi (*Huang Di Nei Jing*), é mencionado o uso da acupuntura em pontos de dor como alvos terapêuticos. Isso significa que os pontos dolorosos ao longo dos meridianos são tratados para aliviar a dor e promover o equilíbrio energético no corpo. O método descrito como "desamarrar o nódulo" refere-se à aplicação de acupuntura ou outras técnicas terapêuticas para liberar a obstrução ou restrição que está causando a dor ou a disfunção nos tecidos moles. Essa abordagem tem como objetivo restaurar o fluxo adequado de energia ao longo dos meridianos e promover a cura. A síndrome de obstrução do meridiano, é uma condição na medicina tradicional chinesa causada por uma variedade de lesões ou disfunções dos tecidos moles, como músculos, ligamentos e tendões. Essas lesões podem ser resultantes de trauma, esforço excessivo, inflamação ou outros fatores. Essa síndrome é caracterizada por dor, restrição de movimento, sensibilidade ou rigidez nos tecidos afetados. O tratamento visa aliviar a obstrução do fluxo de energia ao longo dos meridianos afetados, reduzir a inflamação e promover a recuperação dos tecidos afetados (Chena, Yangb, & Zhouc, 2015).

Na medicina moderna, a dor causada por lesão de tecidos moles está intimamente relacionada à mudança na estrutura ou função das articulações e músculos criando pontos sensíveis dentro do corpo humano. A maioria das tensões ou lesões leva a dor muscular local (impedimento do *sinew* meridiano) onde o "nó" e o "ajuntamento" são geralmente desenvolvidos. Pressão repetida, fricção e tração danificam ligamentos, tendões, aponeurose, fáscia, cápsulas sinoviais em circunstâncias não fisiológicas (colaterais transversais anormais comprimindo os meridianos). A inflamação asséptica exsudativa ocorre no estágio inicial (pressionando o líquido em bolhas de ar) e, em seguida, as alterações de adesão tecidual, fibrose e cicatriz (nódulo colateral transverso e *sinew* anormais), bem como aumento da tensão dos tecidos moles (contratura), que é seguido por dor muscular (impedimento do *sinew* meridiano), inflexibilidade das articulações (espasmo ou atrofia dos *sinews*). Dor muscular a longo prazo e cãibras podem desencadear uma série de alterações patológicas, incluindo encurtamentos e alongamentos anormais dos músculos e fáscia. As lesões do *sinew* meridiano incluem múltiplos pontos dolorosos ou pontos de gatilho que podem formar uma linha no início, e lateral uma superfície e, finalmente, toda uma rede corporal de disfunção.

Assim, a lesão do *sinew* meridiano, por um longo período de tempo, pode não ser mais um problema muscular isolado ou nervoso, mas uma rede de disfunção com raízes nas extremidades das extremidades, dobradiças nas articulações e ossos e afetando o tronco, a cabeça e a face eventualmente (Chena, Yangb, & Zhouc, 2015).

O modelo *Jingjin*, que se concentra nos meridianos tendino-musculares, pode oferecer benefícios clínicos significativos no tratamento da dor musculoesquelética. Aqui estão dois benefícios importantes associados a esse modelo: Tratamento de pontos-gatilho miofasciais: Os pontos-gatilho miofasciais são áreas hiperirritáveis nos músculos que causam dor localizada e podem irradiar dor para outras áreas do corpo. O modelo *Jingjin* oferece uma abordagem eficaz para tratar a dor associada a esses pontos-gatilho. Ao agulhar os pontos *ah shi* ao longo das cadeias de tecido miofascial, o terapeuta pode liberar a tensão e aliviar a dor causada pelos pontos-gatilho miofasciais; Redução da tensão e alívio da dor em cadeias de tecido: O agulhamento das cadeias apertadas de tecido, conforme indicado pelo modelo *Jingjin*, tem como objetivo reduzir a tensão muscular e fascial ao longo dessas cadeias. Essas áreas de tensão podem ser identificadas por meio da palpação e são tratadas com o intuito de restaurar o equilíbrio e o fluxo adequado de energia ao longo dos meridianos tendino-musculares. Isso pode resultar em alívio da dor e melhora na função musculoesquelética (Legge, 2015).

Essas abordagens terapêuticas baseadas no modelo *Jingjin* são frequentemente combinadas com outras técnicas da medicina tradicional chinesa, como acupuntura em pontos específicos dos meridianos clássicos, massagem, exercícios terapêuticos e orientações sobre estilo de vida, dependendo das necessidades individuais do paciente.

Em termos biomecânicos, a liberação de uma cadeia apertada de tecido pode reduzir a tensão em uma área sintomática que é considerada um "elo fraco". As cadeias musculares e de tecido miofascial são estruturas interconectadas que podem transmitir tensões e forças em todo o corpo. Quando uma determinada cadeia de tecido fica apertada ou tensa, pode ocorrer um desequilíbrio na distribuição das forças e das tensões nessa cadeia. Essa tensão excessiva em uma cadeia específica pode criar um "elo fraco", ou seja, uma área do corpo que é mais suscetível a sintomas, como dor, rigidez ou restrição de movimento. Por exemplo, se uma cadeia de tecido que se estende ao longo da coluna vertebral estiver apertada, pode haver uma maior carga e tensão em uma região específica das costas, resultando em sintomas nessa área. Ao liberar essa cadeia apertada por meio de técnicas como o agulhamento de pontos *ah shi* ao longo da cadeia ou outras abordagens terapêuticas, a tensão excessiva é reduzida. Isso pode aliviar a carga e a tensão no "elo fraco" e, assim, reduzir os sintomas associados a essa área específica. Essa abordagem baseada na liberação de cadeias apertadas busca restabelecer um equilíbrio nas forças e tensões musculoesqueléticas, permitindo que o corpo funcione de maneira mais eficiente e reduzindo o estresse em áreas problemáticas (Legge, 2015).

Os pontos-gatilho nos isquiotibiais não referem dor à região lombar (Travell & Simons, 1993). Portanto, é o segundo benefício que provavelmente proporcionou o alívio no paciente em discussão.

A associação entre lombalgia e aperto ou encurtamento dos isquiotibiais é bem reconhecida, mas pouco compreendida (Rebain, Baxter, & McDonough, 2002). É evidente que esse aperto pode ser consequência da dor lombar crônica (Radwan, Bigney, Buonomo, Jarmak, Moats, & Ross, 2014), seja como resposta secundária à irritação da raiz do nervo ciático ou de outros mecanismos de proteção reflexa.

A possibilidade de que o aperto dos isquiotibiais possa ser uma causa de dor nas costas tem sido investigada em adolescentes (Feldman, 2001), más não tem fornecido uma resposta clara.

Os isquiotibiais apertados ou curtos restringem a flexão do tronco. Eles fazem isso restringindo a rotação pélvica anterior por meio de sua fixação na tuberosidade isquiática e exercendo pressão sobre o sacro através do ligamento sacrotuberoso. As fibras superficiais de fixação do bíceps femoral são contínuas com as do ligamento sacrotuberal (van Wingerden, Vleeming, Snijders, & Stoeckart, 1993), razão pela qual este ligamento é incluído como parte do *jingjin* vesical.

3

MANOBRA DE WILLIAMS

3.1 A Flexibilidade, Alongamento e Dor Lombar

A flexibilidade é uma capacidade física essencial para a aptidão física relacionada à saúde. Ela se refere à capacidade de uma articulação mover-se por sua amplitude total de movimento e é influenciada pela elasticidade dos músculos, tendões, ligamentos e pela estrutura das articulações (Weppler & Magnusson, 2010).

A flexibilidade adequada é importante para manter uma boa postura corporal, pois músculos flexíveis permitem que as articulações se movam em suas posições adequadas, evitando desequilíbrios musculares e posturas inadequadas. A má postura pode levar a dores musculares, desconforto e até mesmo lesões musculoesqueléticas crônicas, como a síndrome da dor miofascial e a disfunção temporomandibular (Yang, Suk, Lee, Jung, Kang, & Kim, 2017).

Além disso, a flexibilidade pode ajudar na prevenção de distúrbios musculoesqueléticos, como entorses, distensões musculares e lesões articulares. Músculos flexíveis têm uma maior capacidade de absorver impacto e resistir a forças de torção, reduzindo o risco de lesões durante atividades físicas e cotidianas.

Dentro de uma perspectiva biomecânica, a flexibilidade de uma articulação é influenciada não apenas pela elasticidade dos músculos, tendões e ligamentos, mas também pela resistência causada pelos tecidos moles que a envolvem.

Os tecidos moles, como músculos, tendões, ligamentos e cápsulas articulares, têm propriedades viscoelásticas, o que significa que sua resposta ao estresse mecânico varia com o tempo. Quando um tecido é submetido a uma carga ou estiramento, ocorrem respostas físicas e bioquímicas que podem resultar em mudanças em sua estrutura e propriedades mecânicas (Magnusson, Aagard, Simonsen, & Bojsen-Møller, 1998).

Se um tecido mole é repetidamente mantido em uma posição encurtada ou submetido a movimentos limitados, pode ocorrer um encurtamento adaptativo. Isso significa que o tecido se remodela e se adapta a essa posição restrita, resultando em uma redução da flexibilidade. Por exemplo, se uma pessoa passa longos períodos sentada com os joelhos dobrados, os músculos e tecidos ao redor do quadril e joelhos podem encurtar ao longo do tempo, limitando a amplitude de movimento dessas articulações (Stathokostas, Little, Vandervoort, & Paterson, 2012).

Esse encurtamento adaptativo dos tecidos moles pode ser revertido por meio de técnicas de alongamento e mobilização, que visam aumentar gradualmente a amplitude de movimento das articulações e promover a remodelação dos tecidos. Essas técnicas são utilizadas para ajudar a restaurar a flexibilidade normal, melhorar a postura e prevenir distúrbios musculoesqueléticos relacionados à restrição de movimento (Gajdosik, 2001).

O encurtamento adaptativo dos tecidos moles pode ser causado por uma variedade de fatores, incluindo imobilizações, sedentarismo e processo de envelhecimento. Imobilizações prolongadas, como o uso de gesso ou órteses após uma lesão, podem levar a um encurtamento adaptativo dos tecidos moles ao redor da articulação imobilizada. Quando um tecido é mantido em uma posição restrita por um longo período de tempo, ocorrem alterações nas propriedades viscoelásticas desses tecidos, resultando em uma redução da flexibilidade e da amplitude de movimento da articulação. O sedentarismo, ou seja, a falta de atividade física regular, também pode contribuir para o encurtamento adaptativo dos tecidos moles. Quando os músculos e tecidos moles não são regularmente alongados e movimentados através de sua amplitude total, ocorrem adaptações estruturais que podem resultar em perda de flexibilidade. Além disso, o envelhecimento está associado a mudanças no colágeno, que é a principal proteína estrutural dos tecidos conjuntivos, incluindo fáscias. Com o processo de envelhecimento, há uma diminuição na elasticidade e na capacidade de regeneração do colágeno, o que pode levar a uma menor elasticidade das fáscias próximas à coluna vertebral e, consequentemente, a uma redução da flexibilidade (Stathokostas et al., 2012).

O colágeno é uma das principais proteínas estruturais encontradas nos tecidos do corpo, incluindo a fáscia e os discos intervertebrais. Com o envelhecimento, ocorrem alterações no colágeno que afetam sua elasticidade (Gajdosik, 2001).

Uma das alterações que ocorrem é o aumento na formação de *cross-links*, que são ligações químicas entre as moléculas de colágeno. Esses *cross-links* resultam em uma matriz de colágeno mais rígida e menos elástica, o que leva a uma redução na flexibilidade dos tecidos. No caso dos discos intervertebrais, a formação excessiva de *cross-links* pode levar a alterações na biomecânica dessas estruturas. Isso pode resultar em uma redução da elasticidade do disco, aumento da viscosidade e maior propensão a falhas mecânicas, como hérnias de disco. Essas alterações podem afetar a capacidade do disco de absorver e distribuir as cargas mecânicas adequadamente, contribuindo para a compressão das raízes nervosas adjacentes e causando sintomas como dor e limitação da amplitude de movimento (Gajdosik, 2001).

Além disso, a redução da elasticidade da fáscia também pode afetar a amplitude de movimento alcançada pela articulação. A fáscia é um tecido conjuntivo que envolve e conecta músculos, tendões, ligamentos e outras estruturas do corpo. Quando a fáscia perde elasticidade, pode ocorrer um aumento na tensão muscular e na resistência ao alongamento, o que pode limitar a amplitude de movimento articular (Hayden, van Tulder, Malmivaara, & Koes, 2005; Weppler & Magnusson, 2010).

Essa restrição da amplitude de movimento e a tensão muscular podem levar a uma compressão das raízes nervosas adjacentes, causando dor e disfunção. É importante buscar estratégias de tratamento, como exercícios de alongamento, mobilização e fortalecimento muscular, para melhorar a flexibilidade, reduzir a tensão muscular e aliviar a compressão das raízes nervosas (Chou, 2014).

A realização de exercícios de alongamento pode desempenhar um papel importante na redução da tensão muscular sobre as raízes nervosas e, assim, minimizar a dor lombar. A partir de uma abordagem biomecânica, os exercícios de alongamento podem ter os seguintes efeitos: Redução da tensão muscular: O alongamento dos músculos envolvidos na região lombar pode ajudar a relaxar a musculatura, diminuindo a tensão e a compressão exercida sobre as raízes nervosas adjacentes. Isso pode aliviar a dor e melhorar a mobilidade da coluna lombar; e Aumento da flexibilidade: Os exercícios de alongamento podem promover o aumento da amplitude máxima de movimento das articulações lombares. Isso ocorre devido à adaptação dos tecidos moles (músculos, tendões, ligamentos e fáscias), que se tornam mais flexíveis e elásticos. O aumento da flexibilidade pode reduzir a rigidez passiva muscular e permitir uma maior liberdade de movimento na região lombar (Cabido, Bergamini, Andrade, Lima, Menzel, & Chagas, 2014).

Estudos têm demonstrado que a prática regular de exercícios de alongamento pode levar a uma redução da rigidez passiva muscular e a um aumento da amplitude de movimento em diversas articulações do corpo, incluindo a região lombar. Esses benefícios podem contribuir para uma maior capacidade de suportar cargas mecânicas e movimentar-se com menor restrição, o que pode reduzir a sobrecarga nas estruturas musculoesqueléticas e, consequentemente, minimizar a dor lombar (Weppler, 2010; McNair & Stanley, 1996).

A redução da rigidez passiva muscular observada após a realização de exercícios de alongamento pode ser atribuída a diferentes mecanismos, incluindo a deformação elástica gerada pela carga mecânica aplicada durante o exercício. Essa deformação elástica pode afetar várias estruturas da unidade músculo-tensão (UMT), como as proteínas intrasarcoméricas não contráteis, o tecido conjuntivo intramuscular (perimísio) e a matriz extracelular. Durante um exercício de alongamento, a aplicação de uma carga mecânica controlada sobre o músculo e suas estruturas adjacentes resulta em uma deformação elástica temporária dessas estruturas. Esse estiramento provoca mudanças físicas e bioquímicas nos componentes da UMT, resultando em um aumento da flexibilidade e uma redução da rigidez passiva muscular (Gajdosik, 2001).

As proteínas intrasarcoméricas não contráteis, como a titina e a nebulina, são componentes estruturais do sarcômero muscular. Durante o alongamento, essas proteínas são esticadas, permitindo um aumento na amplitude de movimento. Esse estiramento elástico pode levar a adaptações nas propriedades mecânicas das proteínas intrasarcoméricas, resultando em uma menor rigidez passiva muscular. O tecido conjuntivo intramuscular, especialmente o perimísio, também desempenha um papel importante na rigidez muscular. O perimísio envolve os feixes de fibras musculares e fornece suporte estrutural. Durante o alongamento, a carga mecânica aplicada pode afetar a organização e a resistência do perimísio, resultando em uma redução da rigidez muscular. Além disso, a matriz extracelular, composta por colágeno e outros componentes, desempenha um papel fundamental na função e na biomecânica do tecido muscular. O exercício de alongamento pode afetar a organização e a elasticidade da matriz extracelular, resultando em uma redução da rigidez passiva muscular (Gajdosik, 2001).

Ainda é proposto que os exercícios de alongamento muscular realizados de forma crônica possam reduzir a quantidade de *cross-links* nas fibras de colágeno, resultando em um aumento da elasticidade do tecido passivo (De Deyne, 2001). Esses efeitos biomecânicos podem indiretamente contribuir para a redução da dor lombar. Aqui estão algumas explicações adicionais: Redução de *cross-links* de colágeno: Os *cross-links* são ligações químicas que se formam entre as fibras de colágeno e podem tornar o tecido mais rígido e menos elástico. O alongamento crônico pode levar a uma diminuição na quantidade de *cross-links* presentes nas fibras de colágeno, resultando em um tecido com maior elasticidade e menor rigidez. Essa redução nos *cross-links* pode ocorrer por meio de mecanismos bioquímicos e moleculares que são estimulados pela aplicação repetida da carga mecânica do alongamento; Aumento da elasticidade do tecido passivo: A redução dos *cross-links* de colágeno e o aumento da elasticidade do tecido passivo, como músculos, tendões e fáscias, podem permitir uma maior absorção de energia durante o movimento e uma distribuição mais adequada das cargas mecânicas na região lombar. Isso pode ajudar a reduzir a sobrecarga em estruturas como as raízes nervosas e os discos intervertebrais, que estão relacionadas à dor lombar; e Melhoria da biomecânica da coluna lombar: O aumento da elasticidade do tecido passivo, juntamente com a redução da rigidez muscular e a melhoria da amplitude de movimento, pode resultar em uma melhoria geral na biomecânica da coluna lombar. Isso pode ajudar a minimizar as tensões e os desequilíbrios musculares que podem contribuir para a dor lombar crônica (Wattananon, Prasertkul, Sakulsriprasert, & Laskin, 2020; Shamsi, Mirzaei, Shahsavari, Safari, & Saeb, 2020).

Além da abordagem biomecânica, a abordagem sensorial também desempenha um papel importante no entendimento do efeito analgésico do exercício de alongamento na dor lombar (Weppler, 2010). Embora o mecanismo exato ainda não esteja completamente esclarecido, é sugerido que a aplicação de tensão mecânica durante o alongamento estimula terminações nervosas livres sensíveis a estímulos mecânicos, desencadeando respostas sensoriais que podem modular a percepção da dor. Aqui estão algumas considerações adicionais: Ativação de terminações nervosas: Durante o alongamento, as terminações nervosas livres presentes nos tecidos musculares, tendões e fáscias podem ser estimuladas pela tensão mecânica aplicada. Essas terminações nervosas são sensíveis a estímulos mecânicos, como o estiramento e a compressão, e podem enviar sinais para o sistema nervoso central; Modulação da percepção da dor: A estimulação das terminações nervosas livres durante o alongamento pode ativar vias sensoriais que competem com os sinais de dor, levando a uma modulação da percepção da dor. Essas vias sensoriais são capazes de enviar sinais ao cérebro que inibem ou diminuem os sinais de dor, resultando em um efeito analgésico; e Ativação do sistema opioide endógeno: O alongamento também tem sido associado à liberação de substâncias analgésicas endógenas, como as endorfinas. Essas substâncias atuam nos receptores opioides presentes no sistema nervoso central, contribuindo para o alívio da dor (Hayes, Kindig, & Kaufman, 2005; Von Duvillard, Carvalho, Rodrigues, Cabido, Peixoto, & Bell, 2021).

Os exercícios de alongamento podem desempenhar um papel na redução da dor lombar por meio de uma combinação de mecanismos biomecânicos e neurofisiológicos. É importante analisar esses mecanismos em conjunto, pois as alterações biomecânicas nas propriedades musculares podem influenciar a quantidade de tensão que é transmitida aos tecidos nervosos e aos receptores sensoriais por meio do tecido conectivo. A análise conjunta dos mecanismos biomecânicos e neurofisiológicos é fundamental para entender os efeitos dos exercícios de alongamento na dor lombar. Ambos os aspectos devem ser considerados na prescrição e na prática de exercícios de alongamento, levando em conta as características individuais de cada pessoa e buscando uma abordagem abrangente para o manejo da dor lombar (Guissard & Duchateau, 2004).

No entanto, a prescrição adequada do exercício de alongamento é fundamental para obter os efeitos desejados. Estudos anteriores têm destacado a importância de considerar diversos aspectos na prescrição do alongamento, incluindo a técnica utilizada, a duração do exercício e outros parâmetros relevantes. Existem diferentes técnicas de alongamento, como o alongamento estático, o alongamento dinâmico, o alongamento ativo e o alongamento passivo. Cada técnica tem suas características e pode afetar de maneira diferente as variáveis biomecânicas e neurofisiológicas. É importante escolher a técnica de alongamento adequada, levando em consideração o objetivo do exercício, as necessidades individuais e as restrições específicas; A duração do exercício de alongamento também pode influenciar os efeitos biomecânicos e neurofisiológicos. Estudos mostraram que a duração ideal do alongamento pode variar dependendo do objetivo do exercício e da resposta individual. Em geral, recomenda-se realizar alongamentos por pelo menos 15 a 30 segundos, mas podem ser necessários períodos mais longos para obter certos benefícios, como o aumento da flexibilidade. Cada pessoa é única em termos de suas características físicas, histórico de lesões, tolerância ao alongamento e objetivos pessoais. Portanto, é importante individualizar a prescrição do exercício de alongamento de acordo com as necessidades e capacidades de cada indivíduo. Isso pode envolver a adaptação da técnica de alongamento, a duração do exercício e a progressão ao longo do tempo (Cabido et al., 2014; Ryan, Herda, Costa, Defreitas, Beck, & Stout, 2009).

3.2 O Método de Williams

Os exercícios de Williams, também conhecidos como flexão Williams ou exercícios lombares, são exercícios para pessoas com dor lombar. Eles são recomendados para pessoas com dor lombar para ajudar a melhorar a flexão lombar e fortalecer os músculos glúteos e abdominais. Os exercícios foram inicialmente desenvolvidos para homens com menos de 50 anos e mulheres com menos de 40 anos, que apresentavam lordose lombar moderada a grave e cujas radiografias simples revelavam diminuição do espaço discal entre os segmentos lombares L1-S1. Além disso, esses pacientes apresentavam dor lombar crônica de natureza leve a moderada (Brent & Vilck, 2005).

Esses exercícios foram introduzidos para ensinar o paciente a evitar a extensão lombar, que piora a dor lombar. Os exercícios para as costas de Williams são uma opção não cirúrgica para as pessoas melhorarem a dor lombar. Esses exercícios surgiram para pessoas que não querem se submeter a uma cirurgia lombar. Nas últimas duas décadas, os exercícios para as costas de Williams tiveram uma ampla aplicação para pessoas com vários tipos de dor lombar, mesmo na ausência de um diagnóstico formal. Além disso, tanto médicos quanto fisioterapeutas desenvolveram muitas variações desses exercícios (Brent & Vilck, 2005).

Ele alonga o músculo encurtado, ativando o tendão de Golgi e os fusos musculares, resultando em relaxamento e aumento da flexibilidade muscular para que ele trabalhe o músculo, torne-se mais equilibrado. O exercício de flexão William é do tipo exercícios com o conceito de flexão da coluna composta por sete séries, que visam reduzir a dor e proporcionar estabilidade na parte inferior do tronco com fortalecimento ativo nos abdominais, glúteo máximo, isquiotibiais e alongamento dos músculos flexores do quadril, bem como dos músculos lombares (Zahratur & Priatna, 2019).

A principal base desse exercício é o alongamento dos músculos na região dorso-lombar e fortalecimento dos músculos abdominais, bem como poderia corrigir a postura corporal que não é apropriada. Este exercício pode melhorar a estabilidade lombar porque treina ativamente os músculos abdominais, glúteos, e isquiotibiais aumentar a pressão abdominal que os homens empurram a coluna vertebral para trás para ajudar a reduzir a hiperlordose lombar e reduzir a pressão sobre o disco intervertebral (Karunia Saraswati, Adiputra, & Pramana Putra, 2019).

Em comparação, o método de McKenzie enfatizava o movimento com aumento da extensão lombar. Os exercícios de extensão McKenzie e os exercícios de flexão William foram ambos fundados na década de 1930. O método de Mckenzie também é conhecido como método de Diagnóstico e Terapia Mecânica (PQT); o objetivo dos exercícios de McKenzie é manter a lordose lombar. Além disso, recomenda-se o movimento total da coluna vertebral com uma combinação de exercícios de flexão e extensão. Estudos limitados foram feitos mostrando a eficácia dos exercícios de Williams ou McKenzie em comparação com placebo ou entre si em comparação direta (Garcia, Costa, da Silva, Gondo, Cyrillo, Costa, & Costa, 2013).

Uma série de exercícios observados para os exercícios de dor nas costas de Williams incluem inclinação pélvica, movimento único joelho para peito, movimento duplo joelho para peito, sentar-se parcialmente, alongamento dos isquiotibiais, alongamento flexor do quadril e agachamento. O objetivo dos exercícios de dor nas costas de Williams é reduzir a dor e restaurar a função. Além disso, a prevenção de lesões futuras e o desenvolvimento de dor crônica são fundamentais. Em um estudo de oito semanas que comparou os exercícios de dor nas costas de Williams com um controle sem tratamento, o grupo experimental mostrou ter diminuído a dor nas costas, bem como um aumento na flexibilidade de seus músculos isquiotibiais, flexores do quadril, músculos extensores lombares. Eles também foram encontrados para ter aumentado a força muscular abdominal (Fatemi, Javid, & Najafabadi, 2015).

De modo geral, pacientes com dor lombar mecânica aguda não são encaminhados para fisioterapia ou um programa de exercícios domiciliares, mas populações selecionadas com risco aumentado de desenvolver dor lombar crônica podem se beneficiar (Hill, Whitehurst, Lewis, Bryan, Dunn, & Foster, 2011). Alguns estudos demonstraram haver uma eficácia modesta para iniciar a terapia de exercícios para dor nas costas com menos de quatro semanas de duração, enquanto várias revisões sistemáticas não mostraram que eles são superiores à terapia conservadora.

Embora alguns estudos comprovem que há uma eficácia significativa da terapia de exercícios em casos selecionados de dor lombar aguda (menos de quatro semanas; Brennan, Fritz, Hunter, Thackeray, Delitto, & Erhard, 2006; Fritz, Delitto, & Erhard, 2003). No entanto, revisões sistemáticas não demonstraram benefício do tratamento com a terapia por exercício em comparação com o manejo conservador. (Faas, 1996). Separadamente, as evidências apoiam o uso de terapia de exercícios para pacientes com dor lombar subaguda e crónica (Brennan et al., 2006; Fritz, Delitto, & Erhard, 2003; Faas, 1996).

Antes da disponibilidade de modalidades de tratamento mais avançadas para a lombalgia, os exercícios de Williams eram o padrão de cuidado para esse problema. Os exercícios podem ser realizados em decúbito dorsal em qualquer superfície plana. A primeira manobra importante é agarrar as pernas e puxar os joelhos para o peito e segurá-los por vários segundos. Williams sentiu que isso ajudava a abrir o forame intervertebral, esticava os ligamentos e distraía as articulações apofisárias.

Williams originalmente projetou esses exercícios para dor lombar crônica secundária à doença do disco lombar de baixo grau vista na radiografia. A teoria era que quando se pressiona a face posterior da vértebra lombar com extensão, pode ocorrer hérnia de disco. Teoricamente, isso se deve ao aumento da lordose lombar; A lordose lombar diminuiria limitando a pressão exercida sobre a face posterior da vértebra lombar. A diminuição da pressão melhoraria melhorando a flexão do disco vertebral, levando à diminuição da hérnia discal, reduzindo a incidência de dor lombar crônica. Os exercícios propuseram a abertura do forame intervertebral para proporcionar estabilidade lombar adicional. Os exercícios de McKenzie têm sua base na crença de que os seres humanos estão constantemente em uma posição flexionada; isso, por sua vez, faz com que o núcleo do disco lombar se mova posteriormente. O movimento posterior do disco lombar causa dor nas costas.

Quando os pacientes realizam os exercícios regularmente, eles reduzem a dor, melhoram a estabilidade da pelve inferior e aumentam a amplitude de movimento. As sete variações dos exercícios de Williams incluem: 1) a inclinação pélvica, 2) o joelho único para o peito, 3) joelho duplo para o peito, 4) abdominais parciais, 5) alongamento dos isquiotibiais, 6) alongamento dos flexores do quadril e 7) agachamento.

Os exercícios de dor nas costas da Williams são repetíveis, bem como feitos por vários períodos de tempo. A duração recomendada para o exercício é todos os dias por 10 a 20 minutos. Os exercícios são feitos com o paciente deitado em decúbito dorsal em uma superfície plana e completados em casa. Em seguida, o paciente flexionava as pernas puxando os joelhos para o peito e mantendo essa posição. O paciente relaxava e repetia o movimento. Um exemplo dos vários exercícios aparece abaixo (Liebenson, 2002).

1. A posição de inclinação pélvica posterior é realizada com o paciente deitado de costas, com as mãos ao lado e os joelhos dobrados. O paciente é então instruído a apertar os músculos de seu abdômen, bem como seus músculos da nádega, achatando suas costas contra o chão.

2. O movimento único joelho-tórax é feito com o paciente deitado em uma mesa ou cama. Eles são então instruídos a deixar uma perna cair da mesa ou da cama, dobrar a outra perna e envolver as mãos em torno do joelho dobrado e puxar a perna dobrada em direção ao peito.

3. O alongamento duplo joelho-peito também é feito com o paciente deitado de costas. O paciente é instruído a levar os dois joelhos, um de cada vez, ao peito. Com as mãos juntas, o paciente puxa os joelhos em direção ao peito e enrola a cabeça para frente. Durante a realização do movimento, o paciente é instruído a manter os joelhos juntos e a ter os ombros apoiados no chão. O paciente então abaixa uma perna de cada vez.

4. A posição de flexão lombar com rotação é completada com o paciente deitado de costas, com as mãos ao lado e os joelhos dobrados. O paciente é então instruído a girar os joelhos em direção à dor.

5. O exercício de flexão lombar sentado inicia-se com o paciente sentado em uma cadeira. O paciente é instado a se curvar lentamente para frente até sentir a tensão em suas costas. Em contraste, o exercício de flexão lombar em pé inicia-se com o paciente em pé, com os pés afastados na largura dos ombros. O paciente inclina-se lentamente para frente, deslizando as mãos até as pernas até sentir a tensão nas costas.

6. O exercício de abdominais parciais é completado com o paciente deitado de costas, com as mãos ao lado e os joelhos dobrados. O paciente é instruído a usar os músculos abdominais para levantar a parte superior das costas do chão enquanto expira. O paciente deve se levantar apenas o suficiente para tirar as omoplatas do chão. Além disso, o paciente não deve se jogar do chão ou levantar a cabeça com os braços. Ao realizar esse movimento, o paciente deve manter os joelhos dobrados e os pés apoiados no chão. O paciente deve sentir a contração muscular apenas em seus músculos abdominais. O paciente é então instruído a abaixar suavemente a parte superior do corpo em um movimento suave e relaxado.

7. O abdominal diagonal parcial é completado com o paciente deitado de costas, com as mãos ao lado e os joelhos dobrados. O paciente é instruído a usar os músculos abdominais para levantar a parte superior das costas do chão enquanto expira. O paciente levanta a parte superior do corpo do chão com um ombro mais alto que o outro. O paciente não deve se jogar do chão ou levantar a cabeça com os braços, mas manter os joelhos dobrados e os pés apoiados no chão. O paciente deve sentir a contração apenas em seus músculos abdominais. Este movimento é suposto mover-se suave e relaxado enquanto suave abaixando a parte superior do corpo.

A dor lombar mecânica é uma das queixas mais comuns em uma clínica de atenção primária. Muitas vezes se resolve com gestão conservadora e tempo. Programas de exercícios domiciliares como os exercícios de flexão William e os exercícios de extensão McKenzie são dois dos exercícios domésticos mais comuns utilizados. Os exercícios de flexão de William são projetados para melhorar a flexão da vértebra lombar enquanto limitam a extensão lombar. Realizando esses exercícios, visamos fortalecer os glúteos e músculos abdominais. Esses exercícios têm sido recomendados para pacientes com uma variedade de queixas de dor lombar desde a década de 1930.

A maioria das evidências é de nível III ou IV. Poucos estudos recentes foram concluídos sobre os exercícios de costas da Williams, apesar de serem o padrão de tratamento anteriormente. Os profissionais de saúde, que incluem médicos, terapeutas e enfermeiros, devem ter conversas ativas sobre programas de exercícios domiciliares com pacientes com dor lombar mecânica. Programas de exercícios domiciliares podem ser considerados parte do padrão de cuidados para dor lombar mecânica, juntamente com outras opções de tratamento conservador.

REFERÊNCIAS

Ammer, K., Ebenbichler, G., & Bochdansky, T. (2022). T. Low back pain—A disease or condition of impairedfunctional health? definition-inherent consequences forthe comprehensive care of back pain patients. *BioMed*, 2: 270–281. https://doi.org/10.3390/biomed2020022

Arampatzis, A., Schroll, A., Catalá, M. M., Laube, G., Schüler, S., & Dreinhofer, K. (2017). A random-perturbation therapy in chronic non-specific low-back pain patients: a randomised controlled trial. *Eur J Appl Physiol*. 1 déc; 117(12):2547-60.

Aszar, F. D. D., Imandiri, A., & Mustika A. (2020). Therapy for low back pain with acupuncture and turmeric. *Journal of Vocational Health Studies*, 2(2): 74–79.

Auteroche, B., & Navailh, P. (1992). *O diagnóstico na medicina chinesa*. São Paulo: Organizações Andrei.

Bai, Y., Wang, J., Wu, J. P., Dai, J. X., Sha, O., Yew, D. T. W., Yuan, L., & Liang, Q. N. (2011). Review of evidence suggesting that the fascia network could be the anatomical basis for acupoints and meridians in the human body. *Evidence-Based Complementary and Alternative Medicine*, 2011:6. doi: 10.1155/2011/260510.260510.

Barrey, C. Y., & Le Huec, J.-C. (2019). French Society for Spine Surgery. Chronic low back pain: Relevance of a new classification based on the injury pattern. *Orthop Traumatol Surg Res.* abr;105(2):339-46.

Bayramoglu, M., Akman, M. N., Kilinç, S., Cetin, N., Yavuz, N., & Ozker, R. (2001). Isokinetic measurement of trunk muscle strength in women with chronic low-back pain. *Am J Phys Med Rehabil.* sept;80(9):650-5.

Beneck, G. J., & Kulig, K. (2012). Multifidus atrophy is localized and bilateral in active persons with chronic unilateral low back pain. *Arch Phys Med Rehabil.* feb;93(2):300-6.

Bensoussan, A. (1994). Part 1: Acupuncture meridians - myth or reality? *Complementary therapies in medicine.* 2(1):21–26. doi: 10.1016/0965-2299(94)90155-4.

Bernstein, I. A., Malik, Q., Carville, S., & Ward, S. (2017). Low back pain and sciatica: summary of NICE guidance. *BMJ*; 356: i6748. doi:10.1136/bmj.i6748.

Birch, S., & Felt R. (1999). *Understanding acupuncture.* Edinburgh: Churchill Livingstone.

Birch, S., Hesselink, J. K., Jonkman, F. A., Hekker, T. A., & Bos, A. (2004). Clinical research on acupuncture. Part 1. What have reviews of the efficacy and safety of acupuncture told us so far? *J Altern Complement Med.* Jun;10(3):468-80.

Blakeway, J. (2019). *Energy medicine: The science and mystery of healing.* New York: Harper Wave.

Bo Andersen, L., Wedderkopp, N., & Leboeuf-Yde, C. (2006). Association between back pain and physical fitness in adolescents. *Spine.* 1 jul;31(15):1740-4.

Brennan, G. P., Fritz, J. M., Hunter, S. J., Thackeray, A., Delitto, A., & Erhard, R. E. (2006). Identifying subgroups of patients with acute/subacute "nonspecific" low back pain: results of a randomized clinical trial. *Spine* (Phila Pa 1976). Mar 15;31(6):623-31.

Brent, S., & Vilck, K. E. (2005). *Rehabilitación ortopédica clínica.* Madrid, España. Editorial Elsevier.

Brown, S. H. M., Gregory, D. E., Carr, J. A., Ward, S. R., Masuda, K., & Lieber, R. L. (2011). ISSLS prize winner: Adaptations to the multifidus muscle in response to experimentally induced intervertebral disc degeneration. *Spine.* 1 oct;36(21):1728-36.

Cabido, C. E., Bergamini, J. C., Andrade, A. G., Lima, F. V., Menzel, H. J., & Chagas, M. H. (2014). Acute effect of constant torque and angle stretching on range of motion, muscle passive properties, and stretch discomfort perception. *J Strength Cond Res.* 28(4):1050-7.

Cassileth, B. R., Van Zee, K. J., Yeung, K. S., Coleton, M. I., Cohen, S., Chan, Y. H., Vickers, A. J., Sjoberg, D. D., & Hudis, C. A. (2013). Acupuncture in the treatment of upper-limb lymphedema: results of a pilot study. *Cancer.* Jul 1, 119(13): 2455-61. doi: 10.1002/cncr.28093.

Chan, S. T., Fung, P. K., Ng, N. Y., Ngan, T. L., Chong, M. Y., Tang, C. N., He, J. F., & Zheng, Y. P. (2012). Dynamic changes of elasticity, cross-sectional area, and fat infiltration of multifidus at different postures in men with chronic low back pain. *J Off J North Am Spine Soc.* mai;12(5):381-8.

Chang, S. (2013). The meridian system and mechanism of acupuncture—a comparative review. Part 2. Mechanism of acupuncture analgesia. *Taiwanese Journal of Obstetrics and Gynecology,* 52(1):14–24. doi: 10.1016/j.tjog.2013.01.004.

Chen, Y. (2016). Meridian sinews (jingjin): A system being overlooked in the past but a new horizone of comtemporary acupuncture medicine. *Altern Integr Med,* 5:2(Suppl).

Chena, D., Yangb, G., & Zhouc, K. (2015). Traditional theories and the development of motion acupuncture: A historical perspective. International *Journal of Clinical Acupuncture,* 24(4), 2015; p. 223–227.

Chiro. (2007). *Atlas of acupuncture points: Point locations.* Disponível em: https://chiro.org/acupuncture/ABSTRACTS/Acupuncture_Points.pdf

Cho, K. H., Beom, J. W., Lee, T. S., Lim, J. H., Lee, T. H., & Yuk, J. H. (2014). Trunk muscles strength as a risk factor for nonspecific low back pain: a pilot study. *Ann Rehabil Med.* abr;38(2):234-40.

Chonghuo, T. (1993). *Tratado de medicina chinesa.* São Paulo: Roca.

Chou, R. (2014). In the clinic. Low back pain. *Ann Intern Med.* 160(11):ITC6-1.

Clark, J. R., Nijs, J., Yeowell, G., Holmes, P., & Goodwin, P. C. (2019).Trait sensitivity, anxiety, and personality are predictive of central sensitization symptoms in patients with chronic low back pain. *Pain Pract Off J World Inst Pain.* nov;19(8):800-10.

Cook, A. R. (2022). *L'éducation thérapeutique des patients lombalgiques chroniques en médecine générale.* Thèse Pour le Doctorat en Medecine. Université de Tours. Faculté de Médicine.

Cyr, K. M., Wilson, S. E., Mehyar, F., & Sharma, N. K. (2019).Trunk control response to unstable seated posture during various feedback conditions in people with chronic low back pain. *J Allied Health.*;48(1):54-60.

Davarian, S., Maroufi, N., Ebrahimi, I., Farahmand, F., & Parnianpour, M. (2012). Trunk muscles strength and endurance in chronic low back pain patients with and without clinical instability. *J Back Musculoskelet Rehabil.* 25(2):123-9.

Deadman, P., AL-Khafaji, M., & Baker, K. (2007). *A manual of acupuncture* (2nd ed.). Journal of Chinese Medicine Publications, Hove.

Degache, F. (2016). 6 - Évaluation musculaire isocinétique appliquée au rachis lombaire. In P. Edouard, F. Degache (Eds.), *Guide D'isocinetisme* (pp. 153-75). Paris: Elsevier Masson.

Dunn, K. M, Campbell, P., & Jordan, K. P. (2013). Long-term trajectories of back pain: cohort study with 7-year follow-up. *BMJOpen*; 3: e003838.

Faas, A. (1996). Exercises: which ones are worth trying, for which patients, and when? *Spine* (Phila Pa 1976). Dec 15;21(24):2874-8; discussion 2878-9.

Fan, H., Yang, J. W., Wang, L. Q., Huang, J., Lin, L. L., Wang, Y., Zhang, N., & Liu, C. Z. (2020). The Hypotensive Role of Acupuncture in Hypertension: Clinical Study and Mechanistic Study. *Frontiers in Aging Neuroscience.* 12.

Fatemi, R., Javid, M., & Najafabadi, E. M. (2015). Effects of William training on lumbosacral muscles function, lumbar curve and pain. *J Back Musculoskelet Rehabil.*;28(3):591-7.

Feldman, D. E., Shrier, I., Rossignol, M., & Abenhaim, L. (2001). Risk factors for the development of low back pain in adolescence. *Am J Epidemiol*;154:30e36.

Fouquet, B., Jacquot, A., & Nardou, J. (2016). Rééducation de la lombalgie commune. *Revue du Rhumatisme Monographies.*, 5212(1):1-104, ISSN 1878-6227, http://dx.doi.org/10.1016/j.monrhu.2016.11.006

França, F. R., Burke, T. N., Caffaro, R. R., Ramos, L. A., & Marques, A. P. (2012). Effects of Muscular Stretching and Segmental Stabilization on Functional Disability and Pain in Patients with Chronic Low Back Pain: A Randomized, Controlled Trial. *J Manipulative Physiol Ther.* 1 mai;35(4):279-85.

Fritz, J. M., Delitto, A., & Erhard, R. E. (2003). Comparison of classification--based physical therapy with therapy based on clinical practice guidelines for patients with acute low back pain: a randomized clinical trial. *Spine* (Phila Pa 1976). Jul 01;28(13):1363-71; discussion 1372.

Gajdosik, R. L. (2001). Passive extensibility of skeletal muscle: review of the literature with clinical implications. *Clin Biomech* (Bristol, Avon);16(2):87-101.

Garcia, A. N., Costa, L. C., da Silva, T. M., Gondo, F. L., Cyrillo, F. N., Costa, R. A., & Costa, L. O. (2013). Effectiveness of back school versus McKenzie exercises in patients with chronic nonspecific low back pain: a randomized controlled trial. *Phys Ther.* Jun;93(6):729-47.

Genêt, F., Lapeyre, E., Schnitzler, A., Hausseguy, A., D'Apolito, A. C., Lafaye de Michaux, R., Regrain, E., Revel, M., & Poiraudeau, S. (2006). Psychobehaviour assessment for chronic low back pain. *Ann Readapt Med Phys*;49:226-233.

Goubert, D., Oosterwijck, J. V., Meeus, M., & Danneels, L. (2016). Structural changes of lumbar muscles in non-specific low back pain: A Systematic review. *Pain Physician.* oct;19(7):E985-1000.

Grgić, V. (2014). Exercise program for chronic low back pain based on common clinical characteristics of patients. *Lijec Vjesn.* jun;136(5-6):156-66.

Guissard, N., & Duchateau, J. (2004). Effect of static stretch training on neural and mechanical properties of the human plantar-flexor muscles. *Muscle Nerve*;29(2):248-55.

Hancock, M. J., Maher, C. G., Latimer, J., Spindler, M. F., McAuley, J. H., Laslett, M., & Bogduk, N. (2007). Systematic review of tests to identify the disc, SIJ or facet joint as the source of low back pain. *Eur Spine J Off Publ Eur Spine Soc Eur Spinal Deform Soc Eur Sect Cerv Spine Res Soc.* oct;16(10):1539-50.

Hartvingsen, J., Hancock, M. J., Kongsted, A., Louw, Q., Ferreira, M. L., Genevay, S., Hoy, D., Karppinen, J., Glenn, P., Sieper, J., Smeets, R. J., & Underwood, M. (2015). What low back pain is and why we need to pay attention. *Lancet*, 386: 2145-2191.

Hayden, J. A., van Tulder, M. W, Malmivaara, A. V., & Koes, B. W. (2005). Meta-analysis: exercise therapy for nonspecific low back pain. *Ann Intern Med*;142(9):765-75.

Hayes, S. G., Kindig, A. E., & Kaufman, M. P. (2005). Comparison between the effect of static contraction and tendon stretch on the discharge of group III and IV muscle afferents. *J Appl Physiol*;99(5):1891-6.

Helmhout, P. H., Witjes, M., Nijhuis-VAN DER Sanden, R. W., Bron, C., van Aalst, M., & Staal, J. B. (2017). The effects of lumbar extensor strength on disability and mobility in patients with persistent low back pain. *J Sports Med Phys Fitness.* abr;57(4):411-7.

Hicks, A., Hicks, J., & Mole, P. (2014). *Acupuntura constitucional dos cinco elementos* (2a ed.). São Paulo: Roca.

Hill, J. C., Whitehurst, D. G., Lewis, M., Bryan, S., Dunn, K. M., Foster, N. E., Konstantinou, K., Main, C. J., Mason, E., Somerville, S., Sowden, G., Vohora, K., & Hay, E M. (2011). Comparison of stratified primary care management for low back pain with current best practice (STarT Back): a randomised controlled trial. *Lancet.* Oct 29;378(9802):1560-71.

Hogeboom, J., Sherman, K. J., & Cherkin, D. C. (2001). Variation in diagnosis and treatment of chronic low back pain by traditional Chinese medicine acupuncturists. *Complementary Therapies in Medicine*, 9(3): 154-166,

Hopwood, V. (2004). *Acupuncture in physiotherapy*. Oxford: Butterworth-Heinemann.

Huang, J. P. (2022). A acupuntura tem efeito no tratamento da lombalgia? *Brazilian Journal of Health Review*, Curitiba, jan./feb., v.5, n.1, p. 1127-1144.

Hultman, G., Nordin, M., Saraste, H., & Ohlsèn, H. (1993). Body composition, endurance, strength, crosssectional area, and density of MM erector spinae in men with and without low back pain. *J Spinal Disord.* abr;6(2):114-23.

Inada, T. (2019). *Acupuntura meridianos tendinomusculares*. São Paulo: Ícone.

International Association for the Study of Pain (IASP). (2012). Classification of chronic pain. In H. Merskey, N. Bogduk (Eds.). Second edition revised.

Ito, T., Shirado, O., Suzuki, H., Takahashi, M., Kaneda, K., & Strax, T. E. (1996). Lumbar trunk muscle endurance testing: an inexpensive alternative to a machine for evaluation. *Arch Phys Med Rehabil.* jan;77(1):75-9.

Itz, C. J., Geurts, J. W., van Kleef, M., & Nelemans, P. (2013). Clinical course of non-specific low back pain: a systematic review of prospective cohort studies set in primary care. *Eur J Pain*, 17: 5-15.

Iwai, K., Nakazato, K., Irie, K., Fujimoto, H., & Nakajima, H. (2004). Trunk muscle strength and disability level of low back pain in collegiate wrestlers. *Med Sci Sports Exerc.* ago;36(8):1296-300.

Kaplan, W., Wirtz, V. J., Mantel-Teeuwisse, A., Stolk, P., Duthey, B., & Laing, R. (2013). *Priority medicines for Europe and the World: 2013 update*. World Health Organization; Geneva, Switzerland. Recuperado de http://www.who.int/medicines/areas/priority_medicines/Master

Kaptchuk, T. J., & Tomalin, S. (2000). *The web that has no weaver: understanding Chinese medicine* (2nd ed.). Contemporary Books, New York.

Karunia Saraswati, N. L. P. G., Adiputra, L. M. I. S. H., & Pramana Putra, P. Y. (2019). Giving static stretching exercises can improve lower back functionality in tailors. *J. Ergon*. Indonesia; 5,6.

Katz, J. N. (2006). Lumbar disc disorders and low-back pain: socioeconomic factors and consequences. *J Bone Joint Surg Am*; 88: 21-24.

Khor, S., Lavallee, D., Cizik, A. M., Bellabarba, C., Chapman, J. R., Howe, C. R., Lu, D., Mohit, A. A., Oskouian, R. J., Roh, J. R., Shonnard, N., Dagal, A., & Flum, D. R. (2018). Development and validation of a prediction model for pain and functional outcomes after lumbar spine surgery. *JAMA Surg*, 153: 6341-2.

Kigozi, J., Konstantinou, K., Ogollah, R., Dunn, K., Martyn, L., & Jowett, S. (2019). Factors associated with costs and health outcomes in patients with back and leg pain in primary care: a prospective cohort analysis. *BMC Health Serv Res*; 19: 406.

Kim, L. H., Vail, D., Azad, T. D., Bentley, J. P., Zhang, Y., Ho, A. L., Fatemi, P., Feng, A., Varshneya, K., Desai, M., Veeravagu, A., & Ratliff, J. K. (2019). Expenditures and health care utilization among adults with newly diagnosed low back and lower extremity pain. *JAMA Netw Open*; 2: e193676.

Knezevic, N. N., Candido, K. D., Vlaeyen, J. W. S, Zundert, J. V., & Cohen, S. P. (2021). Low back pain. *The Lancet*, 398(10294): 78-92. https://doi.org/10.1016/S0140-6736(21)00733-9

Kuo, T. C., Lin, C. W., & Ho, F. M. (2004). The soreness and numbness effect of acupuncture on skin blood flow. *Am J Chin Med*;32(1):117-29.

Laird, R. A., Gilbert, J., Kent, P., & Keating, J. L. (2014). Comparing lumbo-pelvic kinematics in people with and without back pain: a systematic review and meta-analysis. *BMC Musculoskelet Disord*. 10 jul;15:229.

Langevin, H. M., & Yandow, J. A. (2002). Relationship of acupuncture points and meridians to connective tissue planes. *Anatomical Record*, 269(6): 257-265.

Lee, J. H., Hoshino, Y., Nakamura, K., Kariya, Y., Saita, K., & Ito, K. (1999). Trunk muscle weakness as a risk factor for low back pain. A 5-year prospective study. *Spine*. 1 jan;24(1):54-7.

Legge, D. (2015). Acupuncture treatment of chronic low back pain by using the jingjin (meridian sinews) model. *J Acupunct Meridian Stud*;8(5):255e258.

Legge, D. (2011). The jingjin--a 21st century reappraisal. *The Journal of Chinese Medicine*, Feb; 95: 5e10.

Lewith, G. T. (1985). *Acupuncture: its place in western medical science*. New York: HarperCollins.

Lewith, G. T. (1984). Can we assess the effects of acupuncture? *Br Med J (Clin Res Ed)*. May 19;288(6429).

Li, N. (1992), The effect of acupuncture on gastrointestinal function and disorders. *Am J Gastroenterol*, 1372-81.

Li, N., Guo, Y., Gong, Y., Zhang, Y., Fan, W., Yao, K., Chen, Z., Dou, B., Lin, X., Chen, B., Chen, Z., Xu, Z., & Lyu, Z. (2021). The anti-inflammatory actions and mechanisms of acupuncture from acupoint to target organs via neuro-immune regulation. *J Inflamm Res*. Dec, 21(14): 7191-7224.

Liebenson, C. (2002). *Manual de rehabilitación de la columna lumbar*. Barcelona: Editorial Paidotribo.

Lim, T. K., Ma, Y., Berger, F., & Litscher, G. (2018). Acupuncture and neural mechanism in the management of low back pain-An update. *Medicines (Basel)*. Jun 25;5(3):63.

Lin, Y. C. (2006). Perioperative usage of acupuncture. *Pediatric Anesthesia*, 16: 231-235.

Ling, H. W. (2020). How to Treat Low Back Pain in Pregnancy without Using any Antiinflammatory Medications. *J Pain Manage Med*, 6:137.

Liu, C., Zheng, S., Wu, W., Wang, X., Qin, S., Zhao, Y., Xi, H., & Wan, Q. (2019). Effects of acupuncture on the hypothalamus-pituitary-adrenal axis in chronic insomnia patients: a study protocol for a randomized controlled trial. *Trials*, 20, 810.

Lu, B.; Shi, W.; Zhou, X.; Fu, D.; Duan, L.; He, X.; You, W.; Gu, J.; & Zhang, X. (2023). Clinical Study on the Emotional Intervention of Patients with Asymptomatic and Mild Novel Coronavirus (COVID-19). *Medicina*, 59, 895.

Lundeberg, T. (1993). Peripheral effects of sensory nerve stimulation (acupuncture) in inflammation and ischemia. *Scandinavian Journal Rehabilitation Medicine*, suppl. 29:.61-86.

Maciocia, G. (2015). *The foundations of chinese medicine: A comprehensive text* (3rd ed.). Edinburgh: Churchill Livingstone.

Maciocia, G. (2021). *Diagnóstico na Medicina Chinesa: Um guia geral* (2a ed). São Paulo: Roca.

Magnusson, S. P., Aagard, P., Simonsen, E., & Bojsen-Møller, F. (1998). A biomechanical evaluation of cyclic and static stretch in human skeletal muscle. *Int J Sports Med*;19(5):310-6.

Maher, C., Underwood, M., & Buchbinder, R. (2017). Non-specific low back pain. *Lancet Lond Engl.* 18;389(10070):736-47.

Maurer, N., Nissel, H., Egerbacher, M., Gornik, E., Schuller, P., & Traxler, H. (2019). Anatomical evidence of acupuncture meridians in the human extracellular matrix: Results from a macroscopic and microscopic interdisciplinary multicentre study on human corpses. *Evid Based Complement Alternat Med.* Mar 21;2019:6976892. doi: 10.1155/2019/6976892.

Mayer, D. J. Acupuncture: an evidence-based review of the clinical literature. *Annu Rev Med*, 2000;51:49-63.

Mayer, T. G., Gatchel, R. J., Mayer, H., Kishino, N. D., Keeley, J., & Mooney, V. (1987). A prospective two-year study of functional restoration in industrial low back injury. An objective assessment procedure. *JAMA.* 2 oct;258(13):1763-7.

McNair, P. J., & Stanley, S. N. (1996). Effect of passive stretching and jogging on the series elastic muscle stiffness and range of motion of the ankle joint. *Br J Sports Med*;30(4):313-8.

Medical Research Council (2000). *A framework for development and evaluation of RCTs for complex interventions to improve health*. Online. Available: http://www.mrc.ac.uk/pru/pdf-mrc_cpr.pdf

Melzack, R., Casey, K. (1968). Sensory, motivational, and central control determinants of pain. In D. Kenshalo (Ed.), *The skin senses* (pp. 423-43). Springfield: Charles C Thomas.

Mertens, P., Blond, S., David, R., & Rigoard, P. (2015). Anatomy, physiology and neurobiology of the nociception: a focus on low back pain (part A). *Neurochirurgie*. mars;61 Suppl 1:S22-34.

Montalto, J., Fan, J., Marcel, J., Lam, J., Rojas, R., Whelan, R., Xu, B., Krapf, A., & McCarthy, R. (2016). Application of acupuncture to treat low back pain. *Pract Pain Manag.*;16(9).

Morey, S. S. (1998). NIH issues consensus statement on acupuncture. *Am Fam Physician*. May 15;57(10):2545-6.

Mounce, K. (2002). Back pain. *Rheumatology*, 41:1-5.

Moura, C. C., Iunes, D. H., Ruginsk, S. G., Souza, V. H. S., Assis, B. B., & Chaves, E. C. L. (2018). Action of ear acupuncture in people with chronic pain in the spinal column: a randomized clinical trial. *Revista Latino-Americana de Enfermagem*, 26(n. e3050): 1-9.

Um, J., Furlan, A. D., Lam, W. Y., Hsu, M. Y., Ning, Z., & Lao, L. (2020). Acupuncture for chronic nonspecific low back pain. *Cochrane Database Syst Rev*. Dec 11;12(12):CD013814.

Müller, R., Ertelt, T., & Blickhan, R. (2015). Low back pain affects trunk as well as lower limb movements during walking and running. *J Biomech*. 13 abr;48(6):1009-14.

Myers, T. W. (2021). *Trilhos anatômicos: Meridianos miofasciais para terapeutas manuais e do movimento* (4a ed.). São Paulo: Manole.

Nagai, T., Abt, J. P., Sell, T. C., Keenan, K. A., Clark, N. C., Smalley, B. W., Wirt, M. D., & Lephart, S. M. (2015). Lumbar spine and hip flexibility and trunk strength in helicopter pilots with and without low back pain history. *Work Read Mass*;52(3):715-22.

Nieminen, L. K., Pyysalol, L. M., & Kankaanpääl, M. J. (2021). Prognostic factors for pain chronicity in low back pain: a systematic review. *Pain Rep*. Apr 1;6(1):e919. doi: 10.1097/PR9.0000000000000919.

Olafsson, G., Jonsson, E., Fritzell, P., Hägg, O., & Borgström, F. (2018). Cost of low back pain: results from a national register study in Sweden. *European Spine Journal*; 27: 2875-2881.

O'Sullivan, P. (2005). Diagnosis and classification of chronic low back pain disorders: maladaptive movement and motor control impairments as underlying mechanism. *Man Ther.* nov;10(4):242-55.

Organização Mundial da Saúde (OMS). (2007). *WHO international standard terminologies on traditional medicine in the Western Pacific Region.* WHO Regional Office for the Western Pacific.

Ouyang, H., & Chen, J. D. (2004). Review article: therapeutic roles of acupuncture in functional gastrointestinal disorders. *Aliment Pharmacol Ther.* Oct 15;20(8):831-41.

Pearce, L. (2013). *Fascial Connections and Acupuncture: The tendino-muscular meridians of TCM and anatomy trains.* [Lecture] Moseley Hall Hospital. 24 Feb.

Pereira, A. O. (2005). Evidências científicas da ação da Acupuntura. *Perspectivas*, Campos dos Goytacazes, jan./jul., 4(7): 88-105.

Pincus, T., Kent, P., Bronfort, G., Loisel, P., Pransky, G., & Hartvigsen, J. (2013). Twenty-five years with the biopsychosocial model of low back pain-is it time to celebrate? A report from the twelfth international forum for primary care research on low back pain. *Spine* (Phila Pa 1976), 15;38(24): 2118-23.

Pirog, J. E. (1996). The practical application of meridian style acupuncture. Pacific View Press, Berkeley.

Pitcher, M. H., Von Korff, M., Bushnell, M. C., & Porter, L. (2019). Prevalence and profile of high-impact chronic pain in the United States. *J Pain*, 20(2): 146-160.

Povolny, B. (2008). Acupuncture and traditional chinese medicine: an overview. *Techniques in Regional Anesthesia and Pain Management*, 12(2): 109-110.

Qaseem, A., Wilt, T. J., McLean, R. M., & Forciea, M. A. (2017). Noninvasive treatments for acute, subacute, and chronic low back pain: a clinical practice guideline from the American College of Physicians. *Ann Intern Med.* 166(7):514–30.

Radwan, A., Bigney, K. A., Buonomo, H. N., Jarmak, M. W., Moats, S. M., Ross, J. K., Tatarevic, E., & Tomko, M. A. (2014). Evaluation of intra-subject difference in hamstring flexibility in patients with low back pain: na exploratory study. *J Back Musculoskelet Rehabil.*

Rebain, R., Baxter, G. D., & McDonough, S. (2002). A systematic review of the passive straight leg raising test as a diagnostic aid for low back pain. *Spine*;27:388e395.

Reid, S., Hazard, R. G., & Fenwick, J. W. (1991). Isokinetic trunk-strength deficits in people with and without low-back pain: a comparative study with consideration of effort. *J Spinal Disord.* Mars;4(1):68-72.

Rigoard, P., Blond, S., David, R., & Mertens, P. (2015). Pathophysiological characterisation of back pain generators in failed back surgery syndrome (part B). *Neurochirurgie.* mar;61 Suppl 1:S35- 44.

Ristol, E. G. A. (1997). Acupuntura y neurología. *Revista de Neurología* (Barcelona), 25(142):894-898.

Rosa, A. S., Macedo, B. F. S., Almeida, J. J. P., Rocha, L. S., Marques, T. R., & Carmo, T. J. A. V. (2020). Principais condições dolorosas. In M. Araújo (Org.). *Manual de tratamento da dor.* Belém: EDUEPA.

Rose-Dulcina, K., Vuillerme, N., Tabard-Fougère, A., Dayer, R., Dominguez, D. E., Armand, S., & Genevay, S. (2018). Identifying Subgroups of Patients With Chronic Nonspecific Low Back Pain Based on a Multifactorial Approach: Protocol For a Prospective Study. *JMIR Res Protoc.* 23 abr;7(4):e104.

Ryan, E. D., Herda, T. J., Costa, P. B., Defreitas, J. M., Beck, T. W., Stout, J., & Cramer, J. T. (2009). Determining the minimum number of passives stretches necessary to alter musculotendinous stiffness. *J Sports Sci.*27(9):957-61.

Saint, A. (2020). Acupuncture and lymphatic drainage: A systematic review. *Alternative and Complementary Therapies*, 26: 696-704.

Sanzarello, I., Merlini, L., Rosa, M. A., Perrone, M., Frugiuele, J., Borghi, R., & Faldini C. (2016). Central sensitization in chronic low back pain: A narrative review. *J Back Musculoskelet Rehabil.* 21 nov;29(4):625-33.

Saur, P., Koch, D., Steinmetz, U., Straub, A., Ensink, F. B., Kettler, D., & Hildebrandt, J. (1997). Isokinetic strength of lumbar muscles in patients with chronic backache. *Z Orthop Ihre Grenzgeb.* Aug.;135(4):315-22.

Shamsi, M., Mirzaei, M., Shahsavari, S., Safari, A., & Saeb, M. (2020). Modeling the effect of static stretching and strengthening exercise in lengthened position on balance in low back pain subject with shortened hamstring: a randomized controlled clinical trial. *BMC Musculoskelet Disord.*21(1):809.

Sherman, K. J., Cherdin, D. C., & Hogeboom, C. J. (2001). The Diagnosis and treatment of patients with chronic low-back pain by traditional chinese medical acupuncturists. *The Journal of Alternative and Complementary Medicine,* 641-650.

Stathokostas, L., Little, R. M., Vandervoort, A. A., & Paterson, D. H. (2012). Flexibility training and functional ability in older adults: a systematic review. *J Aging Res.,* p. 306818.

Stochkendahl, M. J., Kjaer, P., Hartvigsen, J., Kongsted, A., Aaboe, J., Andersen, M., Andersen, M. Ø., Fournier, G., Højgaard, B., & Jensen, M. B. (2018). National clinical guidelines for non-surgical treatment of patients with recent onset low back pain or lumbar radiculopathy. *Eur Spine J.* 27(1):60–75.

Sudhakaran, P. (2021). Acupuncture for low-back pain. *Med Acupunct.* Jun 1;33(3):219-225. doi: 10.1089/acu.2020.1499. Epub 2021.

Takayama, S., Watanabe, M., Kusuyama, H., Nagase, S., Seki, T., Nakazawa, T., & Yaegashi, N. (2012). Evaluation of the effects of acupuncture on blood flow in humans with ultrasound color Doppler imaging. *Evid based complement Alternat Med.,* p. 513638. doi: 10.1155/2012/513638.

Takemasa, R., Yamamoto, H., & Tani, T. (1995). Trunk muscle strength in and effect of trunk muscle exercises for patients with chronic low back pain. The differences in patients with and without organic lumbar lesions. *Spine*. 1 dez;20(23):2522-30.

Thomas, K. J., MacPherson, H., Ratcliffe, J., Thorpe, L., Brazier, J., Campbell, M., Fitter, M., Roman, M., Walters, S., & Nicholl, J. P. (2005). Longer term clinical and economic benefits of offering acupuncture care to patients with chronic low back pain. *Health Technol Assess*. Aug;9(32):iii-iv, ix-x, 1-109.

Travell, J. G., & Simons, D. G. (1993). *Myofascial pain and dysfunction: The trigger point manual*. vol. 2. Philadelphia: Lippincott, Williams and Wilkins, p. 317.

van Dieën, J. H., Selen, L. P. J., & Cholewicki, J. (2003). Trunk muscle activation in low-back pain patients, na analysis of the literature. *J Electromyogr Kinesiol Off J Int Soc Electrophysiol Kinesiol*. 13(4):333-51.

van Wingerden, J. P., Vleeming, A., Snijders, C. J., & Stoeckart, R. (1993). A functional-anatomical approach to the spine-pelvis mechanism: interaction between the biceps femoris muscle and the sacrotuberous ligament. *Eur Spine J*. 2:140e144.

Verhoef, M. J., Lewith, G., Ritenbaugh, C., Boon, H., Fleishman, S., & Leis, A. (2005). Complementary and alternative medicine whole systems research: beyond identification of inadequacies of the RCT. *Complement Ther Med*. Sep;13(3):206-12.

Vlaeyen, J. W. S., & Crombez, G. (2020). Behavioral conceptualization and treatment of chronic pain. *Annu Rev Clin*, 16: 187-212.

Von Duvillard, S. P., Carvalho, L. P., Rodrigues, S. A., Cabido, C. E., Peixoto, G. H., Bell, J. W., Chagas, M. H., & de Andrade, A. G. P. (2021). Assessment of the maximal range of motion from initial sensation of stretching to the limits of tolerance. *J Sports Sci Med*. 20(3):492-9.

Walker, B. F., Muller, R., & Grant, W. D. (2004). Low back pain in Australian adults. Prevalence and associated disability. *Journal of Manipulative and Physiological Therapeutics*, 27(4): 238-244.

Wang, Q. C. (2006). *Secondary channels and collaterals*. Beijing: People's Medical Publishing House.

Wang, J. W., & Robertson, J. D. (2022). *Teoria dos canais aplicada na medicina chinesa: ensinamentos de Wang Ju-Yi sobre a terapêutica por canais*. São Paulo: Inserir.

Wang, S. J., Zhang, J. J., & Qie, L. L. (2014). Acupuncture relieves the excessive excitation of hypothalamic-pituitary-adrenal cortex axis function and correlates with the regulatory mechanism of GR, CRH, and ACTHR. *Evidence-Based Complementary and Alternative Medicine*, Article ID 495379, 9 pages.

Wattananon, P., Prasertkul, W., Sakulsriprasert, P., & Laskin, J. J. (2020). Effect of increased relative stiffness of the lumbar spine on hamstring muscle stretching in individuals with a history of low back pain suspected to have a clinical lumbar instability: a randomized crossover design. *Clin Biomech*. (Bristol, Avon), 75:104996.

Weiss, J., Quante, S., Xue, F., Muche, R., & Reuss-Borst, M. (2013). Effectiveness and acceptance of acupuncture in patients with chronic low back pain: results of a prospective, randomized, controlled trial. *J Altern Complement Med*. 19(12):935–41.

Wenig, C. M., Schmidt, C. O., Kohlmann, T., & Schweikert, B. (2009). Costs of back pain in Germany. *European Journal of Pain*, 13:280-286.

Weppler, C. H., & Magnusson, S. P. (2010). Increasing muscle extensibility: a matter of increasing length or modifying sensation? *Phys Ther*, 90(3):438-49.

Wu, D. Z. (1990). Acupuncture and neurophisiology. *Clinical Neurology and Neurosurgery*, 92(1): 13-25.

Xie, H. R., Li, F. C., & Zhang, W. B. (2009). Observation and analysis on the meridian-collateral running track-related anatomical structure in the human body. *Acupuncture Research*, 34(3): 202-206.

Xutian, S., Zhang, J., & Louise, W. (2009). New exploration and understanding of traditional Chinese medicine. *American Journal of Chinese Medicine*, 37(3):411-426. doi: 10.1142/s0192415x09006941.

Yahia, A., Jribi, S., Ghroubi, S., Elleuch, M., Baklouti, S., & Habib Elleuch, M. (2011). Evaluation of the posture and muscular strength of the trunk and inferior members of patients with chronic lumbar pain. *Jt Bone Spine Rev Rhum.* mai;78(3):291-7.

Yang, J. H., Suk, K. S., Lee, B. H., Jung, W. C., Kang, Y. M., Kim, J. H., Kim, H. S., Lee, H. M., & Moon, S. H. (2017). Efficacy and safety of different aceclofenac treatments for chronic lower back pain: prospective, randomized, single center, open-label clinical trials. *Yonsei Med J.*, 58(3):637-43.

Ye, X. (2016). More comments on some key arguments from a discussion on: "Is Traditional Chinese Medicine Really Relevant?". *Complementary Therapies in Medicine*, 2(9): 45-47.

Yu, L. L., Liu, R. P., Gao, X. Y., Liu, K., Li, L., Ben, H., & Rong, P. J. (2011). [Development of studies on neurochemical mechanism of acupuncture underlying improvement of depression]. *Zhen Ci Yan Jiu.* Oct;36(5):383-7

Zahratur, A., & Priatna, H. (2019). Differences in effectiveness between William flexion exercise and core stability exercise in Improving. *J. Physiotherapist*, 19,1-9.

Zhang, J., Yu, R., Zhao, E., Zhou, Q., & Gai, S. (2021). Power Spectrum Features of acupoint bioelectricity signal. *Evidence-Based Complementary and Alternative Medicine*, Article ID 6638807, 7 pages.

Zhang, M. (2020). Acupuncture and inflammation: A systematic review and meta-analysis. *Chinese Journal of Integrative Medicine*, 16: 262-272.

Zhang, W. B. (2000). Meridian interstice: an important concept of meridian. *Chinese Acupuncture and Moxibustion*, 20(3): 219-222.

Zhao, Z. (2020). Acupuncture and the nervous system: A review. *Neuropsychiatric Disease and Treatment*, 16: 367-375.

Zhou, J., Wang, J., Chen, Z., Wu, M., Jiao, U., & He, L. (2022). Efficacy analysis of the reinforcing and circulation-promoting protocol of acupuncture and moxibustion in treatment of twenty-four patients with refractory chronic low back pain. *Evidence-Based Complementary and Alternative Medicine*, Article ID 8734207, 9 pag.

Zhou, J. (2020). Acupuncture and blood flow: A systematic review. *American Journal of Chinese Medicine*, 48: 205-216.

Zhu, J. H., Arsovska, B., & Kozovska, K. (2018). Acupuncture treatment in patients with low back pain. *Yangtze Medicine*, 2: 203-207.